抜歯器具
―その奇妙なものたちの物語―

坂下英明

一般財団法人　口腔保健協会

序：みんなに嫌われる抜歯

　歯を削るドリルの音や振動および鼻にツーンとくるような薬液の臭い，これらが一般の方の歯科に対するイメージでしょう．このため，「歯科治療が好きだ」という方はきわめて少なく，歯科医師自身やその家族，はたまた歯科医師の恋人でも，自分が治療されることには嫌悪感を感じる場合も多いと思います．かく言う私も，歯科治療の必要性について理解はしつつも，自分が治療されると考えると冷や汗が出てしまいます．

　特に抜歯については，「歯をペンチで乱暴に引っ張られた」と言われることが多くあります．さらに，抜歯後には唾液に血液が混ざるため，血液の味がすることも不快感を増します．特に下顎に埋まった状態の親知らず（下顎埋伏智歯）の抜歯では，「ゴンゴンとノミで骨を割られた」，「ゴリゴリと骨を削られた」と言われます．これらについては，誤解も多いので後に記載します．

　平成元（1989）年より，当時の厚生省（現在の厚生労働省）と日本歯科医師会が80歳になっても20本以上は自分の歯を保ち，「生涯，自分の歯で食べる楽しみを味わえるように」とする「8020（ハチマルニイマル）運動」を推進しています．

　中世イスラムの偉大な医学者であるアブルカシス（965～1013年）は，当時すでに「みだりに歯を抜くな．保存治療に最善を尽くせ」と述べています．また，近代歯科医学の父と呼ばれるフォシャール（1678～1761年）も，その著書『歯科外科医』の中で，「抜歯はなるべく延期するようにしている」と述べています．

　以上のように，決して患者も歯科医師も抜歯を望んではいないのです．まさに，抜歯は誰にも望まれない治療の代表であり，「歯科医は誰にも愛されない」との名言を裏付けるものの一つです．

　さらに，よく「歯医者で歯を抜かれた」との表現を耳にします．その時には，私はなぜ「抜いてもらった」と表現されないのかと疑問に思います．おそらく，あまり痛くもない歯を抜かれ，術後に疼痛や腫脹が生じ，保険での自費負担も請求されます．

　しかし，そのように忌み嫌われる抜歯も，医療上の必要性があって行われます．歯の根の先（根尖部）に根の治療（歯内療法）では治癒できない病巣がある歯を放置しておけば，顎骨炎などの歯性感染症の原因になり，重度の歯周病の歯をそのままにすれば歯を支える骨（歯槽骨）の吸収が大きくなり抜歯後に入れ歯（義歯）が作りにくくなります．

　悪い治療の代表のように言われることの多い「抜歯」とは，かわいそうな医療行為です．ひょっとすると，過去に行われた医療行為以外の抜歯，例えば拷問や社会的通過儀礼での抜歯に対する潜在的記憶が残っているのでしょうか．

　このため，著者は抜歯においては，『痛くない，遅くない（早い），腫れない，怖くない，乱暴でない（ジェントルに），合併症がない（安全に）』状態を「ないないの法則」として唱えています．患者も歯科医師も，これらの点については異論がないと思いますが，実は抜歯器具の形態や歴史を振り返ってみると，これらを目指してきたことがよくわかります．このため，抜歯器具にはさまざまな形態があり，また歴史上にはどのように使われたのかと，首をひねりたくなるような器具も出現しました．

　本書では，そのような抜歯器具を中心として，抜歯についても解説します．そこで本書の対象を，

抜歯について関心がある一般の方から歯科医学を学ぶ初心者，さらには現役の歯科医師としたいと思います．このため，本書の前半では専門用語をできるだけかみ砕いて説明したうえで，話を進めます．

　また，抜歯に関する成書のあるわが国の口腔外科の先達の考え方についても，できる限り説明したいと思います．ただし，旧仮名遣いの成書からの引用は著者の現代語訳ですので，ご了承ください．

　さて，前置きはこれくらいにして，抜歯についてと奇妙なエピソードの多い抜歯器具についての旅に出てみましょう．

2015年7月

坂下　英明

目　　次

第1章　抜歯とは何か

1. 抜歯とは ………………………………………………………………………………… *1*
   1) 歯の生え方　*1*
   2) 抜歯の定義　*2*
   3) 抜歯の原因　*2*
   4) 抜歯創の治癒　*2*
   5) 抜歯の適応　*3*

   > コラム 1　アメリカ海軍式の抜歯基準？　*6*

   6) 歯性病変の全身への影響と抜歯との関係　*7*
   7) 抜歯の禁忌　*7*
   8) 抜歯時に注意を要する薬剤　*8*
   9) 抜去予定歯の状態把握　*10*
   10) 抜歯の時期　*10*
   11) 術前準備　*10*
   12) 抜歯時の術者の位置　*11*
   13) 抜歯時の患者の位置・体位　*11*
   14) 抜歯の侵襲　*12*
   15) 鉗子抜歯と挺子抜歯　*12*

   > コラム 2　生きている骨は"しなる"　*17*

   16) 抜歯の実際　*18*

2. 抜歯後の処置 …………………………………………………………………………… *26*
   1) 即時処置　*26*
   2) 経日処置　*27*

3. 抜歯の偶発症 …………………………………………………………………………… *28*
   1) 全身的偶発症　*28*
   2) 局所的偶発症　*29*

4. 抜歯時の菌血症 ………………………………………………………………………… *37*
5. 抜歯時の予防的抗菌薬投与 …………………………………………………………… *38*
6. 抜歯の必要時間 ………………………………………………………………………… *39*
   文献 ………………………………………………………………………………………… *40*

v

第2章　抜歯器具―その奇妙なものたち―

1. 抜歯鉗子 ……………………………………………………………………………… 41
　　1) 抜歯鉗子とは　41
　　2) 近代的な抜歯鉗子の改良　42
　　　　　　　コラム 3　近代的抜歯鉗子の開発者"トームスさん"はどんな人？　42
　　3) 抜歯鉗子の概説　43
　　　　上顎用抜歯鉗子／ 下顎用抜歯鉗子／ 乳歯用抜歯鉗子／ 抜歯の基本は鉗子抜歯／
　　4) 嘴部　46
　　5) 関節部　48
　　6) 把柄部　49
　　　　　　　コラム 4　19世紀では抜歯鉗子は最先端の器具　50
　　7) 特徴的な鉗子　51
　　　　ネビィウス型鉗子／ ベルナール型鉗子／ ハリス型鉗子／ 牛角鉗子／ ワルサーの抜歯鉗子／ 安全鉗子／
　　　　リージング氏埋没下顎歯根鉗子／ マルチ ターゲット／ 抜歯鉗子　pd 上顎・下顎／
　　8) 智歯用抜歯鉗子　53
　　　　原田式／ 細長型智歯鉗子／ 遠藤式／ 大川式／ フィジックス氏の下顎智歯用鉗子／ 宇賀式／ フェル
　　　　シュの上顎智歯用鉗子／ 上顎智歯鉗子／ "ロバ"上顎大臼歯・智歯抜歯鉗子／ 金森虎男の下顎智歯鉗子／
　　9) 再度、抜歯鉗子の定義を考える　58
　　10) 上顎小臼歯部の抜歯鉗子の特殊な使用法　58
　　11) 特殊な鉗子　59
　　　　根尖部残根鉗子とルートキャナルプライヤー／ 歯根分割鉗子／ 歯冠分割鉗子／ 切除鉗子（歯槽鉗子）／
　　　　踊る鉗子たち／
　　12) 再々度、抜歯鉗子について考える　63
　　13) 抜歯鉗子は開いて滅菌　63
　　14) 中川（氏）の指摘　64
　　　　　　　コラム 5　弓倉（氏）の法則　65
2. 挺子 …………………………………………………………………………………… 66
　　1) 挺子とは　66
　　　　　　　コラム 6　挺子（テコ）と挺子（テイシ）　66
　　2) 概説　67
　　3) 嘴端部・嘴部　68
　　4) 把持部　73
　　5) 支柱部　74

  6）分類　77

  7）Ｔ字型挺子の保持法・使用法　82

  8）羊足状挺子　83

  9）屈曲型挺子の把持法　83

  10）特殊な挺子　83

   クレーンピック／　ベルナール型／　リンドレビアン型／　ブロフィー型挺子／　日大式（NM式）／　レクルース挺子／　ヘルムートツェプフ　アピカル　ルートエレベータとターナー挺子／　智歯用挺子／　ネジ型挺子（スクリュー型挺子・ピラミッド型挺子）／　スクリュー鉗子（複合鉗子）／　調節嘴部型（イーマン型）／　Ｂ型スピアー／　Ｌ型挺子／

  11）自ら挺子と名乗るものたち　91

   ルート　チップ　エレベーターとルート　チップ　ピックス／　バーガー　エレベーター／　エースクラップ　エレベーター／　バーナード　エレベーター／　ペリオカット／

  12）自らは挺子と名乗らないものたち　93

   ペリオトーム／　ラスクエータ／　Ｘデズモツール　セット

  13）再度，挺子について考える　94

  14）挺子の選択について　94

  15）挺子の選択はゴルフの極意に通じる？　94

  16）挺子の分類について再考　95

  17）壊れた器具も挺子の代わり？　95

       コラム7　究極のマニア本，その名は？　96

3．歯根を摘む器具　97

  1）抜去用ピンセット　97

  2）ルートピッカー　97

  3）歯根把持鉗子（ルート　グリップ　フォーセップス）　97

       コラム8　シーボルトの抜歯器具　98

4．歯周靱帯剥離・切離に使用する器具　99

5．下顎智歯の抜歯に使用される器具　100

  1）インパクター（エンジン起動式外科用ノミ）　100

  2）オートマレット・チゼル　100

  3）骨リーマー　101

  4）池尻式鋏　101

6．外科用器具セット　102

       コラム9　使用され続ける優れものと消えた器具の復刻　103

7．歯肉（切断）鉗子　105

8. 挺子型のノミ ……………………………………………………………………… 105
9. 最新の器具 ………………………………………………………………………… 106
 1) 進化する現在の抜歯鉗子　*106*
  フィジックス鉗子／ミッシュ　パワーエレベーター／GMX 69 鉗子／抜歯鉗子 クロー／
 2) 新しい抜歯システム：ベネックス 2　*108*
 3) ルート エクストラクター　*108*
 4) 将来の抜歯法？　*109*
10. 歴史上の器具 ……………………………………………………………………… 110
 1) 古代　*110*
  オドンタグラ／リザグラとフォーフェックス／ダンタサンカ／

> コラム 10　抜歯と不可分な麻酔　*112*

 2) 中世・近世　*113*
  デンタルペリカン／

> コラム 11　歯科での局所麻酔の話　*115*

  かけがね／歯鍵（トゥース・キィー）／

> コラム 12　佐藤進と明治期の抜歯　*118*

  抜歯鉗子と挺子／
 3) 日本　*124*
  柘植家の抜歯鉗子／臂鉤／槽柄・木槌／伊沢家の歯稜・歯鋏／華岡青洲の抜歯鉗子（19世紀）／

> コラム 13　日本における歯科麻酔　*126*

11. デンタルチェアーは拷問台？ ………………………………………………… 127

> 最後のコラム　絶滅本か「口腔外科の実際」　*129*

12. 抜歯器具―その進化― ………………………………………………………… 130
文献 …………………………………………………………………………………… 131

参考文献 ……………………………………………………………………………… 132
おわりに ……………………………………………………………………………… 140

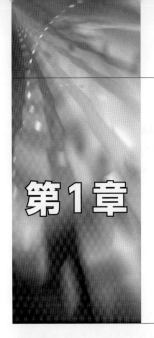

第1章 抜歯とは何か

1 抜歯とは

　抜歯とは，歯槽窩（歯が植わるために顎の骨に開いている穴）に植立している歯を摘出・抜去することをいいます．日常臨床で行われる小手術の中で，最も頻度の高いものです．そのためか，一般的には抜歯は容易で，しかもさほど重要でない処置と考えられる傾向にあります．

　きわめて身近な治療であるにもかかわらず，一般には抜歯への理解が不足しているか，誤解をしている方が多いのが現実です．それでは，抜歯とはどのようなことを行うのか，第1章では抜歯の基本事項について説明します．

1）歯の生え方

　抜歯を理解するために，まずは歯の生え方について説明します．

　歯は顎の骨（顎骨）に生えており，歯肉の上に出ている歯の部分を**歯冠**といい，隠れている部分を**歯根**と呼びます．顎骨の中でも，歯を支えるために穴が多く存在する特別な骨を**歯槽骨**と呼び，歯の根（歯根）の入っている上下顎骨の穴を**歯槽**（歯を入れ置く槽という意味）または**歯槽窩**と呼びます．その数は顎にある歯の数に等しく，その形も歯根の形と一致します．歯槽骨とは，顎骨の骨体部と歯を結ぶ骨のことで，上顎骨では**歯槽突起**，下顎骨では**歯槽部**と呼びます．上顎骨は左右1対であり，下顎骨は1個ですので，よく住所表記の〇〇県××市と△△県□□郡に例えられます．すなわち，右側上顎骨歯槽突起，下顎骨歯槽部と表記します．

　歯根は歯槽に，はまり込むもので，これはあたかも板に釘を刺した状態に見えます．この状態を**釘植**と呼びます．両者の間には微量の結合組織線維（**歯根膜線維：シャーピー線維**）があって，両者を結合させています．歯と歯槽の間の薄い結合組織の膜（**歯根膜**）が歯と骨のそれぞれに食い込み，あたかもハンモックのように歯をつり上げています．このため，われわれは物を咬むとその感触を感じることができます．また，歯と骨との結合は関節の一種類とされており，「歯と歯槽の靱帯結合」とも呼ばれます．

　また機能上，歯槽骨は歯と骨をつなぐ歯根膜線維が入り込んでいる骨を**固有歯槽骨**と呼び，歯根

全体を支えている骨を**支持歯槽骨**と呼びます．さらに，固有歯槽骨は**線維骨**（束状骨：歯根膜線維（シャーピー線維）が骨内に入り込んでいる骨）と，**層板骨**（線維骨の外側を歯根膜腔とはほぼ平行に縦走する層板状の骨）とに分けます．支持歯槽骨は，内板と外板を形成する**緻密骨**（**皮質骨**）と固有歯槽骨や皮質骨との間を埋める**海綿骨**に分けます．

　皮質骨は上顎骨より下顎骨の方が圧倒的に厚く，下顎臼歯部の頰側で最も厚いので，この点が抜歯の操作では重要となります．

　歯と歯の間にある歯槽骨を**槽間中隔**（**歯槽中隔**）と呼び，歯根が2本ある歯（複根歯）の歯根と歯根の間にある歯槽骨を**根間中隔**と呼びます．これらの部分には脈管や神経の通る栄養管が存在します．

　永久歯は親知らず（第三大臼歯または智歯）を含めて32本の歯で構成されますが，親知らずは正常な位置に生えてくることがきわめて少ないため，多くの場合には親知らずを除いた28本を永久歯の本数とします．一般的に，門歯（中切歯と側切歯）と糸切り歯（犬歯）を合わせて**前歯**と呼びます．奥歯は第一小臼歯から第三大臼歯までの5本で**臼歯**と呼び，第三大臼歯を通常は親知らずまたは**智歯**と呼びます．

　乳歯は全部で20本の歯があり，乳中切歯，乳側切歯，乳犬歯，第一乳臼歯および第二乳臼歯と呼びます．

2）抜歯の定義

　抜歯とは，歯根膜を断裂させ骨との連絡を断った弛緩・動揺した歯を顎骨の歯槽窩から抜去・摘出する手術です．前述しましたように，歯と骨との結合は関節構造の一種類ですから，厳密には抜歯とは関節離断術の一種でもあります．

　当然，抜歯とは体の一部を傷つけることであるので，無麻酔であれば術中に，または麻酔の効果が切れた後には疼痛を感じます．また，生体反応として抜歯部の腫れ（腫脹）や発赤・発熱も生じます．

3）抜歯の原因

　抜歯の原因の第1位は齲歯（齲蝕），2位は歯周病であり，1位と2位を合わせると原因の80％以上を占めています．第3位は矯正治療のために行う抜歯で，残りはケンカや交通事故などの外傷によるものです（図1-1）．

　2005年の調査による各々の歯ごとの喪失状況を年齢別にみると，全体的に歯は奥歯から失われる傾向にあり，上顎よりも下顎で顕著です．たとえば，下顎の第一大臼歯（6歳臼歯）は50歳前後（45〜54歳）ですでに4分の1が失われています．奥歯が失われると，その前方にある歯は咬み合わせを支持する力が弱いので，より失われやすくなるという悪循環を生んでいます（図1-2）．

4）抜歯創の治癒

　抜歯創（抜歯窩）とは，抜歯によって生じた歯肉および歯槽の開放性欠損創であり，通常は傷を閉じない創（開放創）にします．このため，創治癒は2次治癒（2期癒合）の経過をとります（図1-3）．

1．抜歯とは

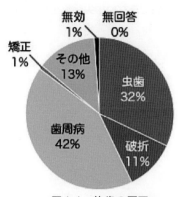

図1-1　抜歯の原因
（安藤雄一，相田潤，森田学，青山旬，増井峰夫：永久歯の抜歯原因調査報告書，8020推進財団，東京，2005．）

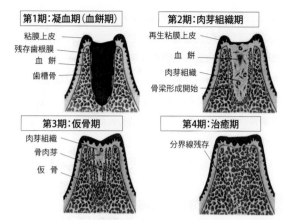

図1-3　抜歯創の治癒

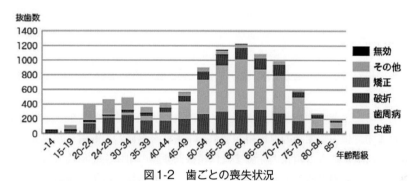

図1-2　歯ごとの喪失状況
（厚生労働省：歯科疾患実態調査，平成17年（2005年）調査の結果（統計表），2005．）

第1期：抜歯直後には抜歯創内の出血が凝固し，餅状になります（血餅形成）．
第2期：2～4日で歯肉の上皮組織が増殖し，傷口は縮小します．10日～3週間では血餅は創を治癒する組織（肉芽組織）となります．
第3期：3週後には抜歯窩の結合組織が骨に置換し始めます．
第4期：1か月後には歯肉が完全な状態になり，3か月後には抜歯窩が骨により完全に修復されます．

5）抜歯の適応

　できる限り歯の保存をはかる立場にある歯科医師は，安易に抜歯することを避けるように努力しています．それではなぜ嫌われる抜歯を行うのでしょうか．そもそも，抜歯しなければならない歯とはどのようなものなのか．この項では，抜歯の適応について説明します．
　抜歯の適応とは，以下のようになります．

3

- 齲蝕，歯髄炎または歯周病がきわめて進行し，あるいは治療効果が期待できない根尖病巣をもつため，歯の保存が不可能となる場合
- 隣接歯や歯周組織に悪影響を与える場合
- 歯性感染症，歯原性囊胞または歯原性腫瘍の原因となっている場合
- 矯正や補綴のために必要な場合
- 下顎骨骨折や上顎骨骨折において，治療の妨げとなる場合
- 悪性腫瘍を刺激する場合

それではこれらについて順に解説します．

(1) 齲蝕，歯髄炎または歯周病

齲蝕についての詳細は省きますが，抜歯に関することに絞り解説します．齲蝕の進行度による分類すなわち，C_1〜C_4はよく知られています．すなわち，C_1はエナメル質に限局した齲蝕（**エナメル質齲蝕**）で，C_2は象牙質に達した齲蝕（**象牙質齲蝕**）です．C_3はいわゆる歯の神経（歯髄）に達した齲蝕で，さらには歯根の先端部（根尖部）に炎症が波及した状態で，いわゆる歯根の治療（根管治療）が必要となります．C_4は歯冠部が崩壊し歯の根のみとなった（**残根**）状態の齲蝕です．

C_4の残根状態では，歯槽骨の縁（歯槽骨縁）より下方に齲蝕が及ぶ場合には，多くは抜歯となります．また，歯の根が複数ある場合（複根歯）では，根と根の間の部分（根分岐部）に齲蝕が及ぶ場合でも，同様です．

歯髄炎が進行すると，根尖部に炎症が波及した状態（根尖性歯周炎）となり，根尖病巣または根尖病変と呼ばれます．根尖病変部の原因菌が増殖し，膿汁を形成して貯留した根尖膿瘍，根尖部の炎症が持続し肉芽組織ができた歯根肉芽腫または歯根肉芽腫の中に歯を形成する組織の一部が紛れ込み，液体が貯留する歯根囊胞などがあります．これらは直ちに，抜歯の適応ではなく，**根管治療**（**歯内療法**）や根尖部付近の粘膜を切開し，骨を削って根尖とともに病変を取り除く手術（**歯根端切除術**）を行います．これらを行っても歯の保存が不可能な場合に**抜歯**が行われます．

歯周病ついての説明の詳細は省きますが，進行すると歯肉や歯槽骨などの歯周組織が破壊され，歯が動揺し最後には脱落します．歯周病の治療にはさまざまな治療が行われており，抜歯はどの治療でも歯の保存が不可能な場合に限られます．

(2) 隣接歯や歯周組織に悪影響を与える場合

下顎の親知らず（第三大臼歯・智歯）が顎骨の中に埋まったままの状態（埋伏）であり，歯冠の一部が前方の下顎第二大臼歯を圧迫して歯列を前方に押していると考えられる場合や，清掃不良から下顎第二大臼歯の歯頸部に齲蝕が生じる場合などでは抜歯が行われます．

(3) 歯性感染症，歯原性囊胞または歯原性腫瘍

歯性感染症とは，齲蝕や歯周病が原因で細菌性の炎症が口腔周囲の組織まで波及することです．原因菌は複数の細菌によるものが多く，深部の感染症では嫌気性菌の混合感染が多く認められます．

感染経路は大きく分けて2つあります（二大経路）．1つは歯の神経の通る穴（根管）を通る経路

で（経歯髄腔），歯槽骨さらにその周囲の筋肉，組織隙，顎骨まで及ぶ経路です．もう一方は，歯と歯肉の間の歯周ポケットから周囲の組織まで感染が及ぶ経路です（経歯頸部）．

歯性感染症は炎症がどこの部位まで波及しているかによって，それぞれ病名がつけられます．代表的な疾患としては，**智歯周囲炎**，**歯槽骨炎**，**顎骨骨膜炎**，**顎骨骨髄炎**，**蜂窩織炎**，**縦隔炎**および**歯性上顎洞炎**などが挙げられます．これらにおいても，抜歯を含めた治療を適切に行うことが重要です．

囊胞とは病的に形成された液状成分を持ち，液状成分の周囲を固有の上皮に覆われている囊状の病変です．歯原性囊胞とは顎顔面領域に発生する囊胞の中で，歯または歯の形成期の組織に由来する囊胞の総称で，炎症性のものと発育段階の異常に基づくものに分類されます．前者には**歯根囊胞**，**歯周囊胞（根側囊胞）**があり，後者には**濾胞性歯囊胞**や**歯肉囊胞**などがあります．後者は歯または歯の形成期の組織に由来するため，必要に応じて，囊胞とともに抜歯を行います．しかし，この際の抜歯は手術の一部として行うものです．

歯原性腫瘍とは歯の発生過程における各組織の細胞が発生母細胞となる腫瘍のことであります．顎骨内に発生することが多く，良性腫瘍が大部分ですが，まれには悪性腫瘍のこともあるため，注意が必要です．必要に応じて，腫瘍の摘出とともに抜歯を行いますが，この際の抜歯も手術の一部として行われます．

(4) 矯正や補綴のために必要な場合

歯列矯正治療時に抜歯が必要な場合があります．そもそも矯正治療は咀嚼機能と審美性を両立させた咬合を確立する治療です．歯列矯正治療時には，抜歯して治療した場合と抜歯しないで治療した場合とでは，顔貌の審美性，特に側貌において治療結果が違う場合があります．前歯が凸凹の場合（叢生）では，抜歯をしないで矯正をすると，前歯が突出することが多くなります．もっとも，単純に凸凹がひどいという理由だけで，抜歯が望ましいと判断できるわけではありません．あくまで，慎重な計画の上で抜歯することが重要です．

従来，補綴治療の際に傾いた歯（傾斜歯）や著しく飛び出た歯（挺出歯）などの補綴物の製作に不利な歯が抜去の対象とされていました．また，従来ややもすると行われてきた無理をしてでも，天然歯を残す治療の弊害が，最近ではクローズアップされてきました．

このため，最終的な口腔内の状態や予後を考慮して，より理想的な状態を口腔内に確保するために，歯を積極的かつ戦略的に抜去する場合があります．これを「**戦略的抜歯**」と呼びますが，これには明確な基準がなく，個人の基準に従っているのが現状です．

抜歯とは，誠に奥深いものです．

(5) 下顎骨骨折や上顎骨骨折

顎骨骨折線上の歯は抜歯の適応とされてきました．しかし，骨折線上の歯を一様に抜歯すべき，あるいはすべきではないとする科学的根拠は明確ではありません．

すなわち，顎骨骨折に観血的整復固定術を行った場合，抜歯してもしなくても全例で合併症を引き起こす原因とはなりません．しかし，抜歯することで骨の十分な固定が得られなくなり，その結

果として術後感染を来たすこともあるため，骨折線上の歯を抜くことは十分に注意する必要があります．いずれにせよ，一定の見解に至ってはいません[1,2]．

(6) 悪性腫瘍を刺激する場合

口腔がん，特に舌がんの主な原因の一つは，歯の詰め物（充填物）や入れ歯（義歯）の尖った部分が当たるなどの慢性的な刺激であるとされています．

また，口腔がんと診断した場合には，病変を刺激する歯は抜去して，これ以上の腫瘍の進展を防止する必要があります．

コラム 1　アメリカ海軍式の抜歯基準？

あれはもう25年以上前にもなるのではないでしょうか．私が当時勤務していた病院に，下顎の中切歯の補綴希望の中年男性が来院しました．問診したところ，先日フィリピンから帰国し，帰国直前までアメリカ海軍病院に入院していたとのことです．ただし，紹介状はありませんでした．

漁船の甲板員で，漁の途中に巻き上げ中のロープに足を取られて転倒し，下顎骨骨折（左側関節突起骨折）を起こし，意識喪失があったため，フィリピンの沿岸警備隊（？）に救助され，アメリカ海軍病院（名前は失念しました）に入院したとのことです．

下顎骨骨折に対しては，顎間牽引と顎間固定による治療が行われていました．これに際して，鼻からチューブを入れて栄養を補給すること（経管栄養）は選択せず，下顎左側中切歯の抜去と同欠損部からのストローによる口からの栄養補給（経口栄養）を選択しました．

本人の弁では，抜去したのは健全歯であったとのことです．しかし，外傷にて動揺や破折が生じていた可能性もありますが，すでに抜歯後1か月以上経過した後であり，詳細は不明でした．通訳付きで説明もキチンとされ，治療中の苦痛も少なく，経過良好で治療に対してきわめて満足していました．

そうです，このような抜歯，すなわち，治療をやりやすくする抜歯という適応もあるのでしょう．これ以来，著者はこの症例を「アメリカ海軍式の抜歯基準」の適応例と呼んでいます．

しかし，私自身はこの方法を行ったことはありません．また，その後には当然，下顎左側中切歯の補綴を行いました．

抜歯の基準は時，場所や医療状況などのさまざまな要因にて，変化する，いや変化させるものなのだと妙に納得してしまったことが，深く脳裏に焼き付いています．

1．抜歯とは

6）歯性病変の全身への影響と抜歯との関係

現在，歯周病の害は単に口腔内だけにとどまらず，全身にもさまざまな悪影響を及ぼすことがわかっています．原因である歯周病菌やその毒素（特に内毒素）は，血流を通じて全身へ運ばれたり，気管から肺へと進入したりして，身体へ影響を及ぼします．さらには，歯周組織からの"炎症性物質"も血流にのって全身に運ばれ，身体に影響を及ぼします．歯周病を放置すると，最後には歯が脱落しますが，歯が1本のみで罹患するのではないため数本単位で歯が動揺し，食生活に悪影響を及ぼします．実際に，**糖尿病**，**早産による低体重児出産**，**脳卒中**，**心疾患・心筋梗塞**，**感染症（細菌性）心内膜炎**，**肺炎**などが歯周病と関連することが報告されています．

過去には病巣感染という概念が唱えられ，慢性扁桃腺炎とともに，根尖病巣と歯周病は病巣感染の原病巣とされていました．これらは遠隔臓器に二次疾患を引き起こし，皮膚の掌蹠膿疱症はその代表とされていました．また，A群レンサ球菌感染症による咽頭炎などに続発する急性糸球体腎炎やリウマチ熱も病巣感染として有名でした．

根尖病巣と歯周病などの歯性感染症を原病巣とする病巣感染は**歯性病巣感染**と呼ばれ，歯科医師以外では診断が困難でした．歯性病巣感染に続発する皮膚疾患としては，**掌蹠膿疱症**が最も多く，次いで**慢性蕁麻疹**や**尋常性乾癬**が挙げられていました．治療に抵抗性で寛解・増悪を繰り返す皮疹が継続する場合には，歯性病巣感染を考慮した処置が重要とされていました．

古くは1911年に，ハンターが口腔敗血症説を提唱し，「アメリカの歯科医師は不潔な冠やブリッジを製作して，全身的に疾病を作る罪人だ」との極論を述べていました．それに追い討ちをかけたのが，1916年の病巣感染説（中心感染説）でした[3]．

歯髄の形態はきわめて複雑であるため，当時は完全な治療が困難なことが多く，訴訟を恐れる歯科医が放置すれば心臓病などの重篤な病気になることを危惧して，どんどんと抜歯を行う事態となりました．このため，当時のイギリスでは40代以上の二人に一人はすべての歯がない状態（無歯顎）であったといわれます．

このような事態に対して，アメリカ歯科医師会は歯科医師への信頼の復活と歯科学の発展のために懸命に努力をしました．その結果，1951年にはアメリカ歯科医師会誌の6月号の全頁を割いて歯性病巣感染説を否定し，その終結宣言をしました．しかし日本では，その後も歯性病巣感染説は長く信じられていましたが，最近では次第に否定的になっています．最近，歯周病と他の臓器の慢性疾患との深い関係が再度指摘され，これはある意味で新病巣感染説ともいえます．

歯周病で形成されるバイオフィルム（菌膜：微生物により形成される構造体）を保存的に完全除去することは困難です．すなわち，抜歯は歯周病の全身への影響を阻止するために，口腔内のバイオフィルムを完全に除去するために必要な処置の一つです．

過去のように，どんどんと抜歯を行う時代を繰り返してはならないのですが，歯の保存のみに固執せず，適切に抜歯を含めた治療を行うことも重要です．

7）抜歯の禁忌

一般的には抜歯の禁忌としては，以下のものが挙げられます．

第1章　抜歯とは何か

・全身的要因
　　循環器疾患，血液疾患，月経，妊娠，肝疾患，腎疾患
・局所的要因
　　抜歯部位の炎症，悪性腫瘍の上にある歯

　全身的要因については，従来は絶対的禁忌とされていた疾患の多くが，医学の進歩により相対的禁忌となってきました．すなわち，症状の安定期であれば抜歯を行うことが可能になってきました．しかし，そのような状態での抜歯には厳重な注意が必要となります．特に，各々の疾患での主治医との協力が重要であり，医学に立脚した歯科の重要性が再認識されてきています．

8）抜歯時に注意を要する薬剤

　抜歯時に注意を要する薬剤は多数ありますが，この項では最近注目されているものを解説します．

(1) 骨修飾薬

　ビスホスホネート系薬剤（BP系薬剤）[4〜7]を内服または注射している患者に発生する特徴的な顎骨壊死・顎骨骨髄炎は，BP系薬剤関連顎骨壊死（BRONJ）と呼ばれます．これらの多くは，抜歯などの侵襲的歯科処置や局所感染に関連して抜歯部位の付近で発現します．本症は同薬剤の長期投与による骨代謝異常によって生じますが，現在のところは同薬剤投与を避けることと口腔ケアを積極的に行う以外には有効な予防法はありません．また，発症すればその症状は進行性であり，きわめて治癒しにくいものとなります．

　BP系薬剤は，わが国の骨粗鬆症ガイドラインでは，骨粗鬆症における第1選択薬です．また，悪性腫瘍（特に乳がん）における高カルシウム血症や固形がんの骨転移などで，有用性が認められている薬剤です．

　BP系薬剤の服用は抜歯の絶対禁忌ではなく，リスクファクターがない場合は抜歯による危険性は低くなります．リスクファクターとしては，悪性腫瘍，化学療法，ステロイド治療，放射線療法および口腔の不衛生などが挙げられています．この項では，抜歯前の既往歴や現病歴の聴取が重要であることを再度強調します．

　抜歯前には，①**BP系薬剤投与の有無を確認すること**，②**投与されている場合には，患者の状態とリスクファクターを十分考慮すること**，③**口腔内を清潔に保つように指導すること**などが必要です．

　最近では，BP製剤とは全く異なる作用機序による強力な骨吸収抑制薬の完全ヒト型ランクル抗体デノスマブ（商品名：ランマーク）投与患者でも，ゾレドロン酸（商品名：ゾメタ）と同頻度の顎骨壊死が発症することが報告されています．このため，顎骨壊死の発生はデノスマブとBP製剤に共通する破骨細胞の骨吸収抑制作用が関与していると推測されており，アメリカ臨床腫瘍学会は「骨修飾薬（BMA）」として，BP製剤とランクル抗体を位置づけました．

　これらの薬剤服用者に発生する顎骨壊死は，骨修飾薬関連顎骨壊死（OMAONJ）あるいは抗骨吸収薬関連顎骨壊死（ARONJ）と呼ばれ始めています．

(2) 血液凝固阻止剤

　ワルファリンカリウムは血栓塞栓症の治療および予防のために，わが国で最も頻用されている抗凝固薬です．また，心臓弁膜症に対する弁置換術後や心房細動が原因となる脳塞栓症予防あるいは深部静脈血栓症による肺塞栓症予防のためにも投与されます．さらに，糖尿病は循環器系疾患のハイリスクファクターとされており，塞栓予防のために投与される場合もあります．これら服用者においては，観血的処置後の出血の延長が生じます．

　このため，以前は抜歯時にワルファリンカリウムの服用は中断していました．しかし，抜歯前の抗凝固薬の休薬中に心筋梗塞をきたした症例や血栓症の発症の報告が相次ぎ，さらに重篤な疾患へと進展した症例も報告されるようになりました．

　現在では，休薬によって生じる可能性のあるイベントのリスクは，服薬持続によって生じる抜歯後の出血によるリスクを上回るとされており，単純抜歯の際に原則として休薬は行いません．すなわち，PT-INR（プロトロンビン時間国際標準比）値が2.5以下では薬剤継続下での単純抜歯には問題はなく，INRが3.0までの患者ならば単純抜歯が可能です．

　しかし，抗凝固療法を受けている患者は健常人に比して術後の止血は困難なことが多く，可及的に侵襲を少なくすること，局所の止血処置を適切に行うこと，炎症性組織の除去を確実に行うことなどに留意する必要があります．さらに，できるだけ抜歯時に直近のPT-INR値を知り，事前に消炎処置を十分に施すことも必要です[8,9]．

　直接トロンビン阻害薬と呼ばれる新しいタイプの抗凝固薬の**ダビガトラン エテキシラート メタンスルホン酸塩（商品名：プラザキサ）**は，ワルファリンカリウムとは作用メカニズムが異なり，高い有効性を示し，効果の過剰発現による出血リスクも低減されるという新薬です．血液凝固能を検査して，用量調節する必要がないことや食物との相互作用がなく，薬物間相互作用も比較的少ないとの利点があり，今後は心房細動に起因する心原性脳塞栓症の予防薬として広く用いられると予想されています．しかし，血液凝固能検査が不要なのは出血の危険性がないからではなく，薬効モニタリングの指標がないからであることを認識する必要があります．

　ワルファリンカリウムと比較して内科的には使いやすい薬剤ではありますが，抜歯の予定時には事前に該当疾患の主治医と相談し，後出血に対する注意が必要となります．

9) 抜去予定歯の状態把握

　抜歯を決定したら，抜去予定歯の詳細な状態把握を行います．すなわち，視診および触診などの理学的所見やエックス線検査による画像所見を総合して，抜去予定歯の状態を把握する必要があります．

　抜去予定歯の状態は以下の点を，把握します．

- 歯冠の状態：位置異常，齲蝕，摩耗・咬耗，充塡物および冠，橋義歯などの有無
- 歯髄の状態：歯の生死（生活歯か失活歯かの判定）と根管充塡の有無
- 歯根の状態：形態（大きさ，数，湾曲，圧平，変形，歯根開大の有無），位置異常やセメント質の肥厚の有無
- 顎骨の状態：歯周組織・歯根膜腔の狭小化ないし消失，骨硬化像および囊胞または腫瘍の有無
- 隣在歯の状態：低位または高位，近遠心的または頰舌的位置異常および叢生の有無
- 隣接軟組織の状態：舌や唇・頰部の状態

　近年の歯科用CTの進歩は著しく，埋伏歯，特に下顎智歯の抜去前に撮影を行うと有用な情報が多く得られます．すなわち，埋伏歯の三次元的な位置や方向，上顎洞や歯根の状態などの診査または診断には歯科用CTがきわめて有用です．

10) 抜歯の時期

　侵襲の少ない単純抜歯であっても，心身ともに良好な状態で行う必要があり，睡眠不足の時や生理中は避けるべきです．また，1日の仕事が終わった夕方から夜にかけての抜歯も避けるのが基本です．

　炎症症状を伴った歯では，急性炎症を消炎した後に抜歯をするのが原則であり，急性炎症の状態での抜歯は禁忌です．その理由には，以下のことが挙げられます．

- 起炎菌が組織内で大量に増殖している状態であること
- 全身抵抗力が落ちている状態であること
- 抜歯後の疼痛，腫脹，発熱および倦怠感などが起きやすい状態であること
- 局所麻酔の効果が十分に得られないこと

11) 術前準備

　抜歯経験の有無をはじめとする既往歴や臨床検査データからの提供情報などを考慮して麻酔方法を決定します．基本的に抜歯は局所麻酔にて行われますが，必要に応じて精神鎮静法を併用するか全身麻酔が行われます．

　局所麻酔単独でも，モニタリング（血圧測定，心電図，パルスオキシメータなど）を行う場合があり，特に有病者の抜歯ではモニタリングは不可欠です．

　抜歯当日は，バイタルサイン（生命兆候：通常は 血圧・脈拍数・呼吸速度および体温の測定を行い，数値で表します），睡眠時間および食事摂取の有無，常用薬の服薬状況などを確認します．

　歯科治療に対する恐怖心，不安および緊張感を最小限に抑制し，円滑・快適かつ安全に治療を施行する目的のために，薬剤を使用して患者管理を行う方法を精神鎮静法と呼びます．精神鎮静法は，

薬剤の投与経路によって，吸入鎮静法（マスクで鼻から笑気ガスと酸素を吸入する方法）と静脈内鎮静法（経静脈的に薬物投与を行う方法）があります．
　精神鎮静法を併用した局所麻酔の適応は以下のようです[10]．
・処置に対する不安や恐怖心の強い患者
・循環器疾患などの既往のある患者
・神経性ショック（血管迷走神経反射）の既往のある患者
・嘔吐反射または口腔感覚が過剰に鋭敏な患者
・施術時間が長く，侵襲が大きくなる場合
　さらには，難抜歯および埋伏歯の抜去や有病者の抜歯には極めて有用な方法です．

12) 抜歯時の術者の位置

　術者の位置は，立位では患者の7〜8時，水平位では患者の7時から12時の位置を基本的とします．すなわち，抜去する歯に応じて，最も手術野を直接的に観察しやすく，器具の到達に有利な位置とします（図1-4）．

13) 抜歯時の患者の位置・体位

　患者の位置は，術者が立位では，上顎の抜歯ではおおよそ水平位（膝から下を水平にし，鼻と膝を結んだ線が水平となる）とし，かつ開口状態で上顎咬合平面と床とのなす角度が45〜90度になるように位置づけます．下顎では半仰臥位（上体が水平より約15度の角度で位置する）で，かつ開口状態で下顎咬合平面と床が平行になるように位置づけます（図1-5）．術者が水平位では，上顎では水平位，下顎では半仰臥位とします．
　この際，視野を得ようとして頭位を過度に低くすることは，患者の精神的負担を大きくなるので，留意する必要があります．

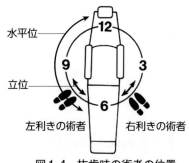

図1-4　抜歯時の術者の位置

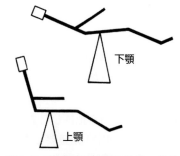

図1-5　抜歯時の患者の位置・体位

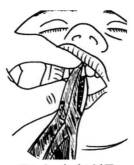
図1-6　左手の活用

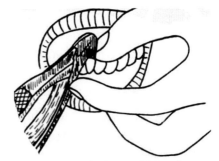
図1-7　左手での下顎の固定

　さらに，利き手ではない方の手（主に左手）での歯槽骨や顎の固定も大切です（図1-6, 7）．特に下顎の抜歯時には下顎骨を固定することが重要となります．
　また，抜歯操作中には，利き手（主に右手）の脇を締めることが重要です．

14）抜歯の侵襲

　一口に抜歯といっても，永久歯と交換直前のグラグラした状態（自然脱落寸前）の乳歯や，歯周病で著しく動く歯（動揺歯）から，骨を削ること（骨削）や歯の根を分割（歯根分割）する必要のある難抜歯，さらには下顎に埋まった親知らず（下顎埋伏智歯）の抜去までとさまざまな難易度があります．
　抜歯に当たっては，抜歯する歯に適した器械や器具を選択することが，患者に過剰な侵襲を加えないためにも重要です．

15）鉗子抜歯と挺子抜歯

（1）鉗子抜歯

　抜歯の基本は，抜歯鉗子による抜歯（鉗子抜歯）です．そうです，いわゆる抜歯時に使われたといわれることの多い，"ペンチのようなもの"とか"ヤットコのようなもの"といわれる，かわいそうな奴です．では，これを使わない抜歯が正しい方法なのかについては後述しますので，ここでは深入りせずに話を進めます．
　まず，単純抜歯（切開や骨の削除を伴わない抜歯）では，以下の条件を満たせば，抜歯鉗子での抜去（鉗子抜歯）を試みます．
　・生えている歯（萌出歯）で，歯冠崩壊がない
　・歯根の湾曲，肥大など歯根形態に異常がない
　・歯根膜腔の狭小化や消失がない
　・歯槽骨に骨硬化がない
　鉗子抜歯では，鉗子で歯を把持したまま，鉗子を動かして抜去します．この場合には，歯を鉗子にてしっかり持つこと（把持）が重要です．この際には，利き手ではない方の手（主に左手）の示指と拇指でしっかりと歯槽骨を押さえます．

1．抜歯とは

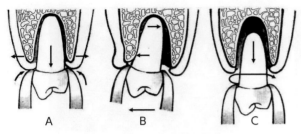

図1-8　鉗子による脱臼運動
A：鉗子の嵌入　B：揺さぶり　C：回転運動

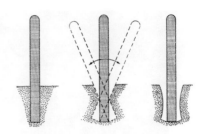

図1-9　鉗子の作用原理
鉗子の作用原理は土中に埋設された杭を引き抜くのと似ている．

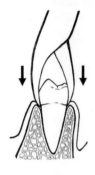

図1-10　抜歯鉗子は引かない
抜歯鉗子を用いる場合には，つい歯を抜くつもりで歯を上へ引きがちとなる．しかし，「鉗子は引くな」が原則で，抜歯鉗子は歯頸部方向に押すことが重要．

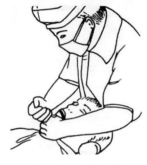

図1-11　下顎の固定
特に下顎は動くため，抜歯時には利き手ではない方の手（主に左手）で，下顎骨を固定することが重要．

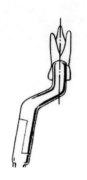 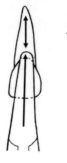 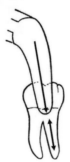

図1-12　抜歯鉗子の嘴部の方向
鉗子の把持は嘴部の長軸と歯軸が一致していることが重要であり，嘴部の長軸が歯軸から偏心するように把持してはならない．上顎大臼歯では口蓋根の長軸方向に，下顎大臼歯では遠心根の長軸方向に一致させる．

　歯根の形態を十分に考慮して，鉗子を動かしますが，抜歯鉗子で把持した後の最初の動作（第1運動）は原則として，骨の薄い方向へ，すなわち，下顎では舌側に，上顎では頰側（唇側）に倒すことになります．その後，歯を横の方向（頰舌的）にもゆっくりと加圧しながら，交互に動かし，歯根の状態によっては回転力を加えます（図1-8，9）．

　最初は，ゆっくりと弱く動かし，徐々に強くします．この時，歯根は骨内を往復しつつ動揺することから，歯槽窩が押し広げられます．歯の動揺が十分に得られたところで歯を顎骨から取り出します（脱臼）．上顎中切歯，側切歯，犬歯および下顎犬歯ならびに下顎小臼歯では，回転運動も脱臼に効果があります．さらに，歯の抜去は頰（唇）側方向，または舌側へと行います（図1-10〜12）．

第1章　抜歯とは何か

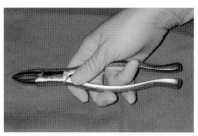

図1-13　シェッツ法

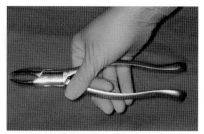

図1-14　パルチュ法

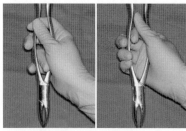

図1-15　逆手法

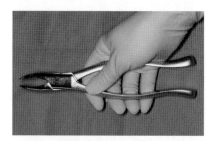

図1-16　ユング法

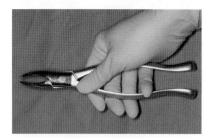

図1-17　遠藤法

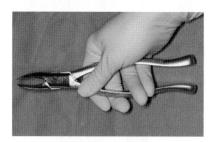

図1-18　中国法？
中国の教科書には他に記載のない方法がある（全国高等医药院校试用教材，口腔颌面外科学，上海人民出版社，上海，1977）．
　この方法は力の弱い女性に向いており，経験的に勧める場合もあるが，わが国の成書での記載はみられない．

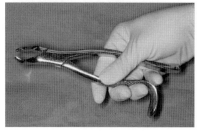

図1-19　上顎鉗子の持ち方
把持部の湾曲が強い鉗子用の把持法もある．

(2) 抜歯鉗子の持ち方

　抜歯鉗子は力一杯握ってはいけません．その理由としては，滑脱と歯を割ることの防止のためです．これも前述しましたが，器具を持つ利き手（右手）の肘の固定も重要となります．右側上肢を固定しないで抜歯操作を行うと，歯の脱臼運動は不安定となり，その運動の程度や方向を誤りやすくなります（図1-13〜19）．

1．抜歯とは

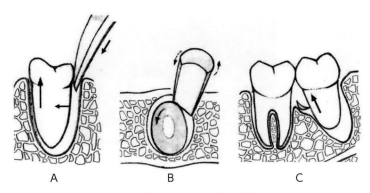

図1-20　挺子による抜歯運動
A：クサビ作用　B：コマ作用　C：テコ作用

(3) 挺子抜歯

　鉗子抜歯が困難な場合には，主に挺子を用います．すなわち，抜歯する歯の歯根膜腔に適合する先端部（嘴部）の挺子を選択し，歯根面に沿わせるように可能な限り深く歯根膜腔に挿入します．
　この時，挺子の長軸は歯の長軸に平行にまっすぐ推進することで，あたかもすき間にくさびを打ち込むような効果が誕生します．歯槽骨の弾性により歯槽窩が広がり，歯根膜は順次断裂され，歯を挺出させる効果が誕生します．この作用を挺子の**「クサビ作用」**と呼びます（図1-20A）．
　十分に歯根膜腔に挿入した挺子を回転させ，歯槽窩を広げる作用を**「コマ（車軸・回転）作用」**と呼びます（図1-20B）．
　3つめの作用は**「テコ（挺子）作用」**です（図1-20C）．しかし，歯槽骨縁を支点とし，作用点を挺子先端とするテコ運動は，骨の挫滅をきたすことから多用すべきではありません．
　挺子の使用法はあくまでもクサビ作用の発揮を主体とします．挺子はその長軸に平行に押し進める動作となることが多く，その動作はゆっくりと，過剰な力を負荷しないように安全に実施する必要があります．
　挺子の挿入部位は一般に，歯の頬（唇）側の近心隅角部ですが，小臼歯部では遠心部また上顎前歯部では口蓋側も可能となります．挺子の使用にあたり，暴力的な力を加えると挺子の先端部（嘴部）が挿入部位より滑脱し，歯肉や口腔内の軟組織などの周囲組織の損傷を引き起こすことがあるので注意が必要です．すなわち，手が滑って挺子での損傷がないように注意するとともに，利き手ではない方の手（主に左手）の示指あるいは拇指で抜歯する歯の歯槽部をしっかり把持して操作する必要があります．

(4) 挺子の持ち方

　挺子の持ち方は，手掌の中央に把持部を乗せ，把持部に示指を乗せて，残りの指で把持部を包むようにします（図1-21）．デリケートな操作を行う場合の変法もありますが（図1-22），基本は前述のものです．

第1章　抜歯とは何か

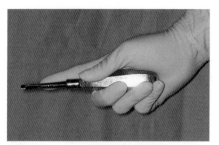

図1-21　挺子の持ち方

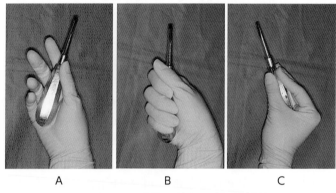

A　　　　　　　B　　　　　　　C

図1-22　挺子の持ち方（変法）

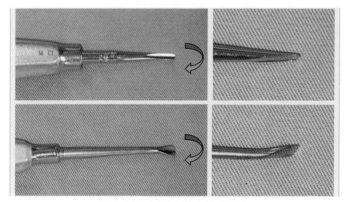

図1-23　挺子の基本は中の直

(5) 挺子選択の基本

挺子選択の基本は中の直であり，曲の挺子は回転させると先端がぶれるので，歯根膜や歯槽骨を挫滅します（図1-23）．また，力学的にも直が理想です．

(6) 鉗子と挺子の協調

抜歯の基本は鉗子抜歯であることは前述しましたが，鉗子抜歯のみにこだわることはありません．

両者の利点を生かして併用することが最良です．

　まず，挺子を使用して歯根の可動を試み，歯根の形態や歯根膜腔の状態を推測し，問題がなければ鉗子で脱臼操作を行うことが一般的です．骨植堅固な複根歯であれば，歯冠が健全であってもまずは挺子によって歯根膜腔を広げ，その後に抜歯鉗子を使用します．

> **コラム 2　生きている骨は"しなる"**
>
> 　抜歯について，理解されていないとよく思われることは，「**生きている骨はしなる**」という点です．
> 　歯学生は解剖学入門の時点で骨学を学び，乾燥骨による骨学実習を行います．また，一般の方はプラスチックの製の模型か火葬時の骨を目にします．
> 　このため，骨の対するイメージはコツ・コツと音のする乾いた状態のもの，すなわち枯れ枝のようにイメージしがちです．しかし，生きている骨は死んでいる骨とは全く異なる状態です．
> 　すなわち，生きている骨には体液や脂肪が染み込んでおり，湿った組織に包まれた状態です．たとえるならば，生きている木の枝が樹皮に包まれているようなものです．このため，生きている骨にはある程度の弾性があり，曲げると折れ曲がり，なかなか折れません．特に，若年者では，折れる際にも片側のみが折れ，反対側が繋がっている状態（若木骨折）となることもしばしばあります．
> 　それに対して，死んでいる骨は木から落ちて地上で乾燥し，力を加えるとポキンと 2 つに折れるか，バラバラになってしまう枯れ枝のような状態です．
> 　この点をよく理解することが抜歯にも重要です．特に，鉗子抜歯や挺子抜歯の原則の理解には不可欠です．
> 　「**生きている骨はしなる**」ことを理解するのがポイントです．

16) 抜歯の実際

　抜歯とは歯が保存できない状態にある場合に行う手術です．この項では，手術総論に沿って術前処置が行われた後の抜歯の実際について技術的な点について解説します．

　河野庸雄[*1]はその著書『歯科外科各論』の中で，「歯牙を抜去するということは，言うまでもなく一つの手術を行うことである．何故にこのようなわかりきったことを冒頭に述べるかというと，抜歯に対する正しい心構えや，また技術的な諸注意が，すべてこのことを基礎として出発するからである．」とし，手術総論への注意を喚起しています．

　また，**加藤清治**[*2]は『実験歯牙抜去術』にて「歯牙抜去を完全かつ迅速に行おうと思えばまずその前準備を遺漏なく行いなさい」と記しており，前準備の重要性を強調しています．

　歯根の形や生え方によって，抜歯の仕方は変わります．上顎と下顎では，上顎の方が抜歯しやすい傾向にあります．理由としては，上顎と下顎では皮質骨（硬い骨）と海綿骨（柔らかい骨）の分量が違うことが挙げられます．一般には上顎の方が海綿骨の割合が多く，皮質骨はそれほど多くはありません．下顎では皮質骨の割合が多いため，抜歯をしにくい傾向にあります．

　歯根の本数や形（それぞれの歯根の形が違いまた個人差もあります）によっても，抜歯の難易度が変わります．一般的には，歯根の本数が多い大臼歯部の方が難易度は高く，歯根の本数が少ない前歯部では難易度が下がります．

　歯根の開き方や歯の傾き方によっても難易度が変わり，正常方向への萌出している歯の方が難易度は低く，異所萌出や傾きの強い歯は難易度が高くなります．

　さらに，抜歯後の腫脹は個人差によるものの，抜歯の難易度や炎症の度合いで差が出ます．歯を分割するか，歯肉を切開するか，急性症状がある状態で抜歯をしたものなどでは，腫脹が強くなる傾向にあります．

(1) 単純抜歯

　抜歯の手技にはいろいろな方法があり，各種の機械や器具が使用されます．

　後述する難抜歯を除く単純抜歯には，主に挺子と抜歯鉗子のみで抜歯を行います．すなわち，挺子と抜歯鉗子のみで，比較的容易に抜歯できる場合を，単純抜歯と呼びます．

　抜歯後に，歯根の先の部分（根尖部）に，除去が必要な軟組織（肉芽腫または不良肉芽組織）や袋状の病気（囊胞）がある場合は，鋭匙にて搔爬します（**図1-24**）．しかし，乳歯の場合には，永久歯の元になる組織（歯胚）のある方向には使用しないことが重要です．

[*1] **河野庸雄**：明治33（1900）年誕生，大正15（1926）年東京帝国大学医学部卒業，昭和9（1934）年東京高等歯科医学校（現，東京医科歯科大学）教授，昭和24（1949）年東京医科歯科大学教授，昭和26（1951）年東京大学教授，昭和57（1982）年逝去．著者には，『歯科学大意』，『口腔外科臨床診断学総論』，『口腔外科学〈上・中・下巻〉，訳』，『口腔外科学，訳』『口腔病の診断と処置方針，訳』などがある．

[*2] **加藤清治**：明治8（1875）年誕生，日本歯科医学校（現，日本歯科大学）卒業，大正3（1914）年日本歯科医学専門学校教授，大正5（1916）年付属病院長・校長就任後に，昭和22年日本歯科大学学長事務取扱，日本歯科医師会会長，昭和32（1957）年逝去．著書に，『実験歯牙抜去術』，『臨床歯牙抜去術』，『実験口腔外科学』，『臨床口腔外科学』などがある．

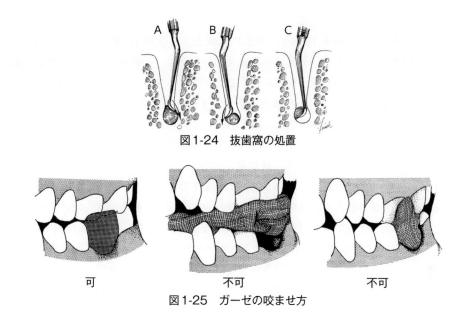

図1-24 抜歯窩の処置

可　　　　　　　　　　不可　　　　　　　　　不可

図1-25 ガーゼの咬ませ方

　抜歯窩の掻爬時には，歯根囊胞や感染性肉芽組織の完全な除去はもちろんのことですが，抜歯窩に歯根膜を多く残すことが重要です．このことにより，治癒が速く，感染が少なく，歯槽骨の吸収が少なくなります．不必要に挺子で歯根膜を挫滅することや健康な歯根膜まで掻爬しすぎないようにします．

　単純抜歯後の止血は，圧迫止血が基本で，通常は縫合などの処置は行いません．抜歯後に唾液に血液が混ざり，血液の味がするのもこのためです．この際，手指単独または持ったガーゼにて，抜歯窩を頰舌方向に強く圧迫し，抜歯操作により剝離した歯肉を元の位置に戻し（整復）ます．その後には，ガーゼを咬ませて10～15分間ほど，圧迫します．この際，ガーゼを抜歯窩にきちんと当てることが重要です（図1-25）．

　必要があれば局所止血剤を使用しますが，これらはあくまで補助的なものです．圧迫止血が基本であり，不用意に局所止血剤に頼らないことが重要です．

(2) 有病者の抜歯

　抜歯中は精神的緊張や局所麻酔薬の影響，特に含有されている血管収縮薬の作用や疼痛などで血圧や脈拍数に変化が起こります．緊張したり興奮したりすると，体の中からも内因性カテコラミンが過度に分泌され，全身的な異常を起こしやすくなります．

　また，出血を起こしやすい状態（出血傾向）に注意する必要があります．とくに心臓疾患の際に投与される薬剤のなかには，前述した血液凝固阻止薬が含まれていることが多く，担当医と十分に相談した後に抜歯を行うことが必要です．

　さらに，局所麻酔薬であっても，全身にはある程度の影響を与えるため，なにか病気をもっている人（有病者）の場合，特に心臓病や高血圧症などの循環器疾患，肝臓病，糖尿病および血液疾患

など，には特別な注意が必要となります．

　抜歯を行うと，高い頻度（10〜100％）で血管内に菌が入る状態（菌血症）が発生します．通常，菌血症は健康人では一過性であり，心配はありません．しかし，心臓弁膜症や人工弁膜の患者では菌血症から，感染性心内膜炎の発症や増悪を招くことがあります．

　2007年の米国心臓協会（AHA）の心内膜炎予防のガイドラインでは，ハイリスクの場合を除き，歯科処置での抗菌薬の予防投与は不必要とされました．その理由として，抗菌薬の予防投与での菌血症予防効果には明確なエビデンスがないことや抗菌薬の使用にかかる費用や耐性菌出現の問題を挙げています．さらに，日常の行為でも，菌血症が起きることも理由とされています．このため，2008年に英国国立臨床有用性評価機構（NICE）は，歯科で侵襲的な治療を受ける患者に対する，感染性心内膜炎の予防を目的とした抗菌薬の予防投与の完全中止を勧告しました．その勧告後，英国では歯科での抗菌薬の予防的な投与が有意に減少しました．しかし，2014年11月18日のLancet誌電子版にて，NICE勧告の影響を調査したところ，感染性心内膜炎による入院患者が有意に増加したことが後ろ向き研究の結果として報告されました[11]．

　抜歯後の菌血症は，アモキシシリンの予防投与によっては完全には抑えられません．しかし，その発生頻度や血液中に侵入する細菌の量や病原性を低下させることができるため，一定の効果があります．このため，わが国においてはAHAのガイドラインに対する十分なコンセンサスは得られておらず，抗菌薬の予防投与が依然として推奨されています．

(3) 難抜歯（複雑抜歯）

　難抜歯とは，歯それ自体になんらかの原因があり，前述した抜歯鉗子と挺子による単純抜歯では抜去が困難な場合をいいます．

　難抜歯は手術侵襲も大きく，手術時間も長いため，術後の疼痛や腫脹も強い傾向にあります．このため，患者の精神的かつ肉体的な負担は大きく，術前に十分な検討とコミュニケーションをとり，偶発事故を予防する必要があります．

　一般的には，まずは抜去歯の周囲歯肉に切開を加え，粘膜骨膜弁を剥離・翻転して，歯槽骨を露出します．次いで，歯根の脱臼・摘出に必要な量の骨削除を行います（開放的抜去法）．さらに必要に応じて歯冠を分割（歯冠分割）し，複数の根の間（根分岐部）で分割（歯根分割）します（図1-26〜28）．

　骨性癒着歯の場合にも，閉鎖法と開放法があり，通常は開放法を用います．しかし，症例によっては閉鎖法も用いる価値のある方法です（図1-29〜32）．

　難抜歯に際しては，一つの方法に固執することなく，目的にかなった方法へ転換できる心のゆとりが大切です．

1．抜歯とは

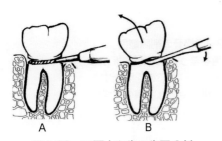
図1-26　下顎大臼歯の歯冠分割

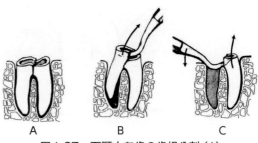
図1-27　下顎大臼歯の歯根分割（1）

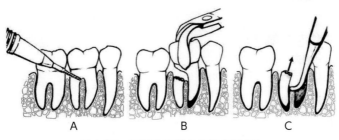
図1-28　下顎大臼歯の歯根分割（2）

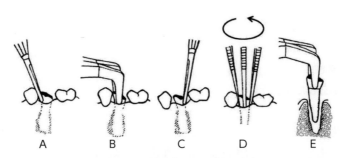
図1-29　骨性癒着歯の閉鎖法（1）
粘膜骨膜弁を剥離・翻転せずノミを使用する方法

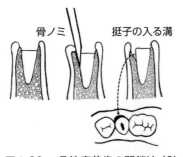
図1-30　骨性癒着歯の閉鎖法（2）

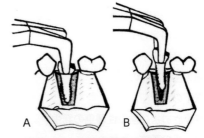
図1-31　骨性癒着歯の開放法
粘膜骨膜弁を剥離・翻転し，骨削する方法

第1章　抜歯とは何か

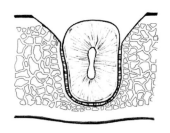

図1-32　歯槽骨の削除範囲
隣在歯を覆う歯槽骨が破折したり，消失したりするのを防止するため，歯槽骨頂では歯根の直径に合わせて骨を十分に除去する．

抜歯を難しくする局所の状況は以下のようです．
・上下顎大臼歯の歯根離開
・歯根の強い湾曲
・セメント質過形成（または根肥大）
・歯根膜腔の狭小化・消失
・歯根の骨性癒着
・歯肉縁下まで及ぶ深い齲蝕
・根管充塡された歯
・長いポストが装着された歯
・歯槽骨が緻密で厚い場合
・外骨症または内骨症が存在する場合
・硬化性骨炎が存在する場合
・上顎洞底部が低位である場合
・転位歯または過剰歯
・異所性萌出歯（鼻腔または上顎洞）

(4) 埋伏歯の抜歯

　本来，埋伏歯の抜去は難抜歯に含まれますが，埋伏歯とは歯冠が骨内に全部ないし一部埋まった状態であり，多様性があります．埋伏歯になりやすい歯の種類（歯種）は，下顎智歯（第三大臼歯），上顎智歯（第三大臼歯），上顎犬歯および上顎過剰歯などです．
　埋伏歯のすべてが抜去の適応となるわけではなく，部分的萌出によって炎症を形成しやすい状態であるか，埋伏歯によって隣在歯に障害が生じるか見込まれる場合が適応となります．
・歯冠周囲炎（智歯周囲炎）の予防・治療
・隣在歯の歯周病の予防
・隣在歯の齲蝕の予防
・隣在歯の歯根吸収の予防
・義歯床下の埋伏歯
・歯原性囊胞および歯原性腫瘍の発生予防
・下顎骨骨折の予防
・矯正歯科治療前の便宜的抜歯

1．抜歯とは

　埋伏歯の抜去は，できるだけ年齢が若いうちに適応することが望ましく，年配者の無症状の埋伏歯はあえて抜去すべきではありません．その理由として，加齢によって骨の弾力が失われ，抜去が難しくなることと手術侵襲が増大することが挙げられます．
　埋伏歯の抜去は，難抜歯と同様の手順で行われます．
　同じ埋伏歯と表現されても，歯種により治療方針が異なります．

① **上顎埋伏犬歯**
　上顎埋伏犬歯では，歯冠部の開窓と歯科矯正治療による牽引療法により歯列内へ復位することが優先されます．この目的が達成されない場合に，抜歯が選択されます．

② **下顎埋伏智歯**
　前歯の中央から数えて8番目の歯は「親知らずまたは智歯」と呼ばれます．また，3番目の大臼歯のため，第三大臼歯とも呼ばれます．「智歯」または「親知らず」が生えてくる時期はおおむね10代後半から20代前半ですが，はじめから「親知らず」がない人や，上下左右の4本がそろっていない人などと個人差があります．
　また，下顎智歯の多くは真っすぐには生えず傾いて生えるか（傾斜歯），埋まったままの場合となります（埋伏歯）．最も高頻度の埋伏歯です．骨内に歯冠が完全に埋没している完全埋伏歯よりも，歯冠の一部が口腔内に萌出している部分的（不完全）埋伏歯のほうが臨床的問題を来たしやすくなります．すなわち，歯の表面に付く汚れ（歯垢またはプラークと言われます）が溜まりやすく，齲蝕や智歯周囲の歯肉の炎症（智歯周囲炎）が生じるか，正常な歯を前に押し出すことで歯並びが悪くなること（不正咬合）などの原因になります．
　このように，臨床症状の出現も多く，抜歯の適応となることが多くなります．
　下顎智歯抜去の適応は，以下のようです．
・歯肉の腫脹や疼痛を繰り返す（智歯周囲炎）の原因となっている場合
・いつも食べ物がつまる状態（食片圧入）である場合
・手前の歯（第二大臼歯）や智歯自体が齲蝕になった場合
・顎の骨の中に埋まっている（埋伏している）が，他の疾患「歯を作る組織が原因で袋状の病気（歯原性嚢胞）やおでき（歯原性腫瘍）」の原因になっている場合など

　一方，下顎智歯を抜去しなくてもよい場合とは，以下のようです．
・上下にきちんと生え，咬みあっている智歯
・無症状で，将来補綴的に利用できると考えられる智歯
・顎骨の中に完全に埋まっていて問題がない智歯（無症候性埋伏歯）

　下顎埋伏智歯の抜去は，以下の順で行われます（**図1-33，34**）．
a．歯肉を切開し，粘膜骨膜弁を剥離・翻転
b．骨削除（頬側と遠心部皮質骨）と歯冠部の露出（骨削除を十分に行うことが重要）
c．歯冠分割と歯冠部近心部の除去：この際，必要ならT字状に分割します．
d．歯根の除去
e．骨整形
f．粘膜骨膜弁の整形と縫合・閉鎖

第1章　抜歯とは何か

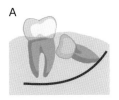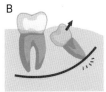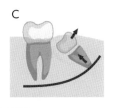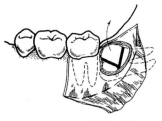

図1-33　埋伏下顎智歯抜去の原則
A：術前　B：分割せずに抜歯すると下歯槽神経を損傷する．
C：歯冠分割後に歯根を抜去すると神経を損傷しない．

図1-34　T字状分割

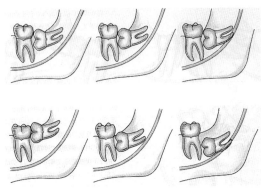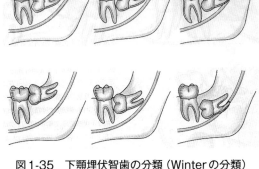

図1-35　下顎埋伏智歯の分類（Winterの分類）
Class（上）：第二大臼歯と下顎枝前縁とのスペース
Position（下）：第二大臼歯咬合面に対する埋伏の深さ

図1-36　エックス線像における下顎智歯と下歯槽管との関係

　下顎埋伏智歯の抜去では生体侵襲は大きく，単純抜歯や難抜歯とは別の手術と考えています．当然，手術時間も長く，手術後には疼痛や腫脹も生じます．下顎埋伏智歯の定義は，「骨性の完全埋伏歯または歯冠部の3分の2以上の骨性埋伏である水平埋伏智歯」のことです．下顎埋伏智歯の抜去の難易度は，歯軸傾斜の程度，下顎枝前縁部との相対的位置関係および埋伏の深さなどによって決まります．その他には，下顎管と歯根との位置関係も抜歯の難易度に影響します（図1-35，36）．
　さらに，下顎智歯抜去時に解剖学的構造として，注意を要するのは舌神経の走行です．
　損傷し舌神経麻痺が生じると，舌の知覚麻痺や味覚障害が起こります．また，歯槽窩の舌側皮質骨の骨折によっても，舌神経麻痺が生じることがあります（図1-37，38）．
　下顎第三大臼歯抜去の術後合併症の一つである下歯槽神経損傷に伴う知覚麻痺の発生率は0.5〜1％と低率ですが，発症した場合の患者の精神的または肉体的負担には大きなものがあります．また，医療訴訟へ発展する可能性も懸念されます．このため，下歯槽神経損傷を回避する方法として，2回法やコロネクトミー（歯冠除去術または歯冠部切除術）があります（図1-39，40）．両法ともに，社会保険請求上の位置が明確ではないことが，普及しない原因の一つとも考えられます．

1. 抜歯とは

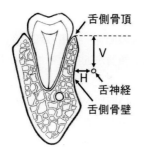

	平均(mm)	最小(mm)	最大(mm)	S.D.
水平（H）	2.06	0.00	3.20	± 1.10
垂直（V）	3.01	1.70	4.40	± 0.42

図1-37　下顎智歯部での舌神経の位置

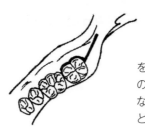

図1-38　下顎埋伏智歯切開線設定の原則
　下顎埋伏智歯の抜去の切開・剥離時に舌神経を損傷しないように，遠心部切開線を口蓋舌弓の方向（舌側方向）へ延長してはいけない．すなわち，遠心切開線を頬側にふるのがポイントとなる．

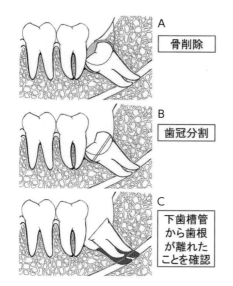

図1-39　2回法
　2回法とは根尖が下顎管に近接した下顎第三大臼歯の抜去に際して，初回には歯冠部のみを抜去し，エックス線にて下歯槽管より歯根が離れたことを確認した後に残存した歯根を抜去する方法である．通常の埋伏下顎第三大臼歯の抜去と比較すると，骨削がやや小さくてすむ．

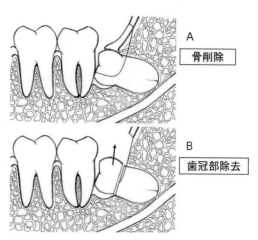

図1-40　コロネクトミー
　コロネクトミーとは，歯冠の抜去のみを行い歯根は残す方法である．1990年代より欧米諸国で臨床応用が始まり，国外では下顎第三大臼歯の処置の一方法として，一般的に行われているが，現在のわが国では未だ普及はしていない．

③上顎埋伏智歯

埋伏歯の抜去としては，下顎埋伏智歯に次いで頻度が高いものです．抜歯の難易度に影響する因子は，下顎の場合と基本的には変わりませんが，解剖学的に上顎洞が近接することに注意を要します．

また，上顎洞への穿孔，上顎結節部の骨折など，下顎にはない問題が生じることがあります．抜歯手技の基本は，下顎の場合と大きな相違はありませんが，下顎とは異なり，歯を分割することはほとんどなく，必要ないとする術者が大部分です．

歯冠分割をしない理由としては，以下のことが挙げられます．
- 術野が狭く盲目的になりがちで，正確な分割操作をおこないにくいこと
- 直視しにくく，狭い術野・視野でタービンを使うことは危険であること
- 分割して残存歯質が少なくなると，挺子を作用させる部分が小さくなって抜歯が困難になること
- 頬側に歯を摘出することにより，分割しなくても抜去できること

2 抜歯後の処置

抜歯後の処置には，抜歯操作に引き続いて行われる**即時処置**と翌日以後から抜歯窩の治癒する期間までにわたる**経日処置**とがあります．

1）即時処置

抜いた歯（抜去歯）を観察し，破折がなく完全に抜去されていることを確認します．感染予防のために，抜歯創内に異物（歯や骨の小片および歯科用セメントなど）が残留していないことや不良肉芽組織の完全除去を確認します．

抜歯窩の洗浄後に，消毒および圧迫止血を行います．通常，単純抜歯創は開放創とします．開放した創部に小折ガーゼを当て，しっかりと咬ませることで圧迫止血を行います（図1-25）．ガーゼによる圧迫止血は最低10分以上とし，ガーゼを除去した後で，止血を確認してから患者を帰宅させます．

止血が得られないか，または出血の程度が増えている場合には，抜歯窩に局所止血剤を填塞し，ガーゼによる圧迫止血を繰り返す必要があります．

難抜歯または埋伏歯の抜去では，粘膜骨膜弁の縫合閉鎖前に出血点がないかを十分に確認してから，閉創する必要があります．閉創後には，通常の抜歯と同様にガーゼを咬ませて，圧迫止血を行います．必要に応じて，局所止血剤またはガーゼをタンポンとして（ガーゼタンポン）抜歯窩に挿入するか排液管（ドレーン）を留置し，縫合を行います．

抗菌薬と鎮痛剤は必要に応じて投与します．抗菌薬は予防投与の原則に従い，術後短期間の投与（3日以内）を行います．抗菌薬は，術中または術直後に血中濃度が高まるように投与するのが理想的であり，術後長期間にわたって漫然と投与することは，耐性菌増加の観点から望ましくはありません．しかし，対象の歯が歯性感染症の原因菌の場合には，最適治療の原則に従って，感受性のあ

る抗菌薬を一定期間投与します．

抜歯後の鎮痛には，主に非ステロイド抗炎症薬（NSAIDs）を投与します．抜歯直後に，局所麻酔薬の効果消失時にあわせて，NSAIDsの鎮痛効果が発現するように投与するのが理想です．その後は，疼痛時に頓用または定時投与により使用します．わが国では頓用で，海外では定時服用が多い傾向にあります．

処置当日は安静が望ましく，過激な運動，飲酒および入浴は血行を促進するので，後出血や術後疼痛の原因となることを，患者には十分に説明します．

埋伏歯または難抜歯の抜去の場合には，処置後24時間の局所の冷罨法（アイシング）が腫脹の防止に有効です．

帰宅後に後出血が生じた場合には，圧迫止血を行うように指示し，止血しない場合は再受診させます．食事は，局所麻酔の効果が消失した後に，柔らかい食物を摂取するように，また抜歯が片側ならば反対側を使用するように指導します．

2）経日処置

翌日には患者を来院させ，経過観察を行います．以後の処置としては，経過についての問診を行い，現症を観察します．全身的には，発熱，摂食状況および服薬の状況を，局所的には顔貌所見，腫脹状態，開口障害の有無，所属リンパ節の触診および抜歯創の観察などを行います．必要に応じて，知覚神経障害の有無を確認します．

一般的には，抜歯創に軽度の発赤，腫脹および圧痛を認めますが，これらは抜歯操作による反応性のものであり，漸次自然に消退します．特に異常がなければ，抜歯創を清掃後に洗浄と消毒を行います．最近は，消毒薬には頼らず，滅菌生理食塩水などでの洗浄に留めるのが主流です．

抜歯創の感染は，術後3〜4日で症状が出現することが多いので，この時期にもう一度来院させます．

抜歯創の肉芽組織による閉鎖は，通常約1週間後であるため，再来院させ診査後に異常がなければ診療を終了とします．

抜歯創は創傷であり，①**確実な止血**，②**十分な鎮痛**，③**創傷治癒条件の調整**（すなわち，二次的感染防止，同分泌物の排除，治癒障害をなす刺激の防止および排除）が必要です．このような処置が必要性だと明記されたのは，昭和3（1928）年の**福島尚純**[*3]著の『抜歯創の合理的処置』でした．この原則は現在でも微動だにせず，抜歯に際しては必ず念頭に置く必要のある項目です．

[*3] 福島尚純：明治12（1879）年誕生，明治38（1905）年東京帝国大学医科大学卒業，明治40（1907）年東京帝国大学医科大学助手，東京歯科医学専門学校講師，大正8（1919）年医学博士，大正11（1922）年高山歯科医院（銀座）を購入し口腔外科専門医院を開業，昭和8（1933）年逝去．著者には『下顎関節炎及牙関緊急』，『口腔外科臨床講義集（第1集）』，『口腔外科臨床講義集（第2集）』，『歯科外科学』，『口腔外科学』，『女性と口腔歯牙』，『梅毒と口腔歯牙』などがある．

第1章 抜歯とは何か

3 抜歯の偶発症

　抜歯中，偶発症が発生することがあります．抜歯後に思いがけない不快事項が発現することもあります．術中の偶発症の多くは，十分な注意のもとで，抜歯操作を行うことで予防することができます．
　抜歯に伴う術中偶発症には，**全身的偶発症**と**局所的偶発症**があります．

1）全身的偶発症
(1) デンタルショック
　「**神経性ショック**」や「**疼痛性ショック**」とも呼ばれますが，厳密な意味でのショックではなく，「**脳貧血様発作**」や「**血管迷走神経反射**」とも呼ばれる病態です．歯科治療中に起きる全身的偶発症のなかでもっとも発生頻度が高く，全体の8～9割を占めます．
　生体は精神的ストレス（不安，緊張および恐怖感）と肉体的ストレス（疼痛）により，交感神経が緊張して血圧上昇や頻脈を起こします．生体はこれを正常に戻そうとして副交感神経（迷走神経）が働いて血圧や脈拍を下げますが，この働きが過剰になればさらに血圧低下や徐脈にまで進んでショック状態となります．すなわち，顔面蒼白・気分不良・嘔気・冷汗などの症状を起こします．意識を失うこともありますが一過性であり，不可逆的ショックに移行することは稀です．早い場合には，局麻薬注射刺入直後から，通常は数分以内に発生します．
　水平位で両下肢を挙上（ショック体位）すると，10分程度で回復します．真のショックではないので，落ち着いて処置することが重要です．アナフィラキシーショックでは皮膚の蕁麻疹や紅斑，顔面や粘膜の浮腫を伴うことから鑑別が可能です．十分なコミュニケーションによる精神的ストレス（不安，緊張または恐怖感など）の軽減と，痛くない局所麻酔注射などで予防が可能です．

(2) 過換気症候群
　精神的な不安によって過呼吸となり，その結果として手足や唇の痺れ，**テタニー痙攣**（テタニー症状：指が痙攣したようになります）や動悸，目眩などの症状が引き起こされるものです．この場合，血液がアルカリ性に傾き，**呼吸性アルカローシス**（換気過剰のため，体内の二酸化炭素量が減少し，血液がアルカリ性に傾く現象）となります．呼吸の速さと深さを，自分で意識的に調整すれば，短時間に自然に治まります．
　処置としては呼吸管理を行います．すなわち，一呼吸に10秒程度かけて，少しずつ息を吐きます．また息を吐く前に1～2秒くらい息を止めます．また，胸や背中をゆっくり押して，呼吸をゆっくりするように促すことも重要です．かつては紙袋などに口・鼻をあて，吐いた空気を再呼吸させ，血中の二酸化炭素濃度を上げる方法（ペーパーバッグ法）が行われましたが，現在では無効であるとされています．

(3) アナフィラキシーショック

急性の全身性かつ重度なⅠ型過敏症のアレルギー反応の一つです．ほんのわずかなアレルゲン（抗原）が生死に関わるアナフィラキシー反応を引き起こします．アナフィラキシーは，アレルゲンの摂取・皮膚への接触・注射や時に吸入によっても惹起されます．

アナフィラキシー症状は下記のいずれかです．
- 呼吸困難，全身紅潮，血管浮腫（顔面浮腫，喉頭浮腫など），蕁麻疹のうちの複数が合わせて発現した全身的の症状
- アレルギー性と考えられる急性で重篤な呼吸困難

2）局所的偶発症

(1) 歯の脱臼・抜去

被抜去歯の隣接歯に力の加え方を誤り，脱臼または抜去することがあります．また，左右，上下顎の同名歯の間違い，隣在歯の抜去などは，重大な問題となります．この誤抜歯は最も注意すべき行為で，厳に慎まなければなりません．抜歯前に必ず抜歯部位の確認をする必要があります．不幸にして保存可能な歯を抜去した場合には，ただちに再植術を行います．

(2) 歯の破折，充塡物や金属冠の脱落

対合歯，隣在歯の歯冠に，抜歯時に使用中の器具（挺子・抜歯鉗子など）がぶつかり，これらの歯冠の破折をまねくことがあります．また，隣在歯の充塡物や金属冠の脱落を来たすこともあります．

(3) 永久歯歯胚の損傷

乳歯抜去の際には，永久歯歯胚の損傷や抜去に十分な注意が必要です．

(4) 骨折

上顎前歯部唇側骨壁，上顎智歯遠心骨壁，下顎智歯舌側骨壁などの脆弱な骨に，亀裂あるいは骨折を生じることがあります．完全に遊離した小骨片の保存は不可能ですが，骨折を起こしても骨膜との結合があれば保存は可能です．義歯などのために，利用価値のある場合には縫合し固定します．

下顎骨骨折は下顎埋伏智歯の抜去時，特に低位埋伏の際して生じることがあります（図3-1）．術中のみならず，術後に硬いものを咀嚼するか，軽度の外傷でも生じます．術中の愛護的な操作のみならず，術後の注意事項の確認も重要です．

(5) 抜歯後出血

術後出血には，術直後から止血が得られない場合と，術後一時的に止血はしたものの時間を経たあとに再度出血する場合とがあります．いったん止血した後に再び出血するような後出血では，軽度の血友病などの血液疾患が，このことにより発覚することもあります．

原因として，全身的要因と局所的要因が考えられます．全身的要因としては**再生不良性貧血**，**血**

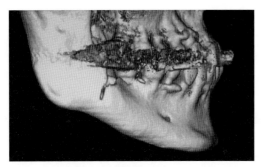

図3-1　下顎骨不完全骨折

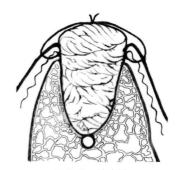

図3-2　栓塞法
抜歯窩にガーゼを詰め，歯肉を縫合して止血する．

小板減少性紫斑病，血友病および白血病などの出血性素因疾患，肝硬変による血小板減少，腎透析時のヘパリンの使用，糖尿病，ワルファリンや抗血小板薬などによる抗凝固薬の投与を受けている場合などがあります．全身的要因に対してはまず問診により十分に病状を把握することが重要であり，抜歯前には十分な問診を怠ってはいけません．また術前には必ず担当医に照会して，病状の確認を行うとともに病状に応じて，抜歯の可否を判断しなければいけません．特に近年では，抗凝固療法を受けている患者が増加しています．2004年の循環器疾患ガイドラインでは，抜歯に際しては抗凝固薬および抗血小板薬の中断は行わず，INRの維持量投与下で抜歯するとされています．また，PT-INR維持量下では確実に局所の止血処置を行えば，術後の出血のリスクは低いといわれています．

局所的要因としては，抜歯窩内および周辺の肉芽組織の残存，歯槽部皮質骨の損傷または歯槽骨骨折，抜歯窩周囲歯肉の裂創などが挙げられます．抜歯に際して，口腔領域の局所解剖を熟知し，丁寧な手術操作を行い血管などの組織を不用意に損傷しないように心がけることが重要です．

処置としては，まず圧迫止血を行い，滅菌生理食塩液などで血餅を取り除き，抜歯窩上および抜歯窩内の血餅塊を吸引して除去します．次いで，軟組織からの出血なのか，歯槽骨などからの出血なのかを判断し，出血点を確認します．その後に，止血処置を行います．すなわち，出血血管が確認できれば止血鉗子を用いて血管結紮または電気凝固を行い，必要に応じて残存肉芽組織の掻爬を行います．また，切開創からの出血には縫合にて止血を行うことも効果的です．出血点が確認できない抜歯窩からの出血では，ボスミン液を浸したガーゼまたは局所止血剤（酸化セルロースや吸収性ゼラチンスポンジ）などを抜歯窩に填塞し，圧迫止血を行うか歯肉を縫合します．止血が困難な場合には，栓塞法を行います（図3-2）．

(6) 抜歯後感染

ときに抜歯を行った周囲組織にとどまらず，顎骨周囲，さらには顎下隙や咽頭周囲に炎症が波及することがあります．抗菌薬は疼痛や腫脹の有無にかかわらず必ず投与します．

近年，俗に「人食いバクテリア」として注目されている感染症である壊死性筋膜炎には，A群β溶血（性）レンサ球菌（時に黄色ブドウ球菌）の単独感染による場合と，嫌気性菌（ビブリオ菌など）と腸内細菌のグラム陰性桿菌との混合感染による場合とがあります．

3. 抜歯の偶発症

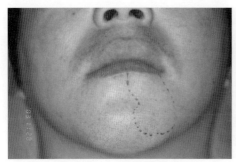
図3-3 下歯槽神経損傷
オトガイ部の知覚低下範囲を点線で示している．

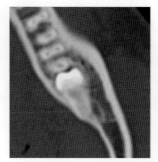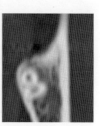
図3-4 下歯槽管との重なり（CT）
歯科用CTで下顎智歯歯根と下歯槽管との接触が認められる．

　皮膚や咽頭部に常在している細菌が，筋膜に感染すると，進行は急速で最終的にショックにより死亡することもあります．感染経路は切り傷，刺し傷，擦過傷，やけど，虫刺され，そして外科手術が考えられています．通常の免疫機構が働いていれば，容易には発症しません．しかし，2014年2月に，アメリカニューヨーク州で18歳の青年が上顎智歯の抜歯後に壊死性筋膜炎に感染し，2日後に死亡しました[12]．抜歯との直接的な因果関係や詳細は不明ですが，抜歯後感染と考えられます．改めて，抜歯が手術の一つであることを再認識すると共に，院内感染対策の充実の必要性をも実感します．

(7) 下歯槽神経損傷
　下顎智歯の抜去後に，下唇からオトガイ部の皮膚の半分または一部にしびれを生じるか感覚が鈍くなること（知覚鈍麻）があります．下顎智歯では，根尖部のすぐ近くを下歯槽神経（三叉神経第三枝である下顎神経の枝）が走行しています．この神経は歯や歯肉の知覚を司り，栄養を与えます．抜歯時に歯根がこの下歯槽神経を圧迫するか損傷することで起こります．一方，エックス線写真上で歯根と神経との間に十分な距離があり，暴力的抜歯や過度な抜歯窩掻爬といった原因が認められないにもかかわらず，神経麻痺が生じることもあります．発生頻度が低く（0.4～5.2％），日常生活には大きな障害を来たしはしませんが，患者にとっては可及的に避けたい術後合併症です（図3-3）．
　下顎管の湾曲，下顎管の陰影欠損，歯根の透過性亢進は下歯槽神経損傷との関連性が高くなります．特に，歯根による下顎管壁に陰影欠損もしくは湾曲が見られた場合には，歯根が下顎管内に突出しています．これらの場合にはCT撮影を行い，神経の走行状態を判定後に，下歯槽神経の損傷が少なくなるように注意しながら抜歯を行います（図3-4）．

第1章　抜歯とは何か

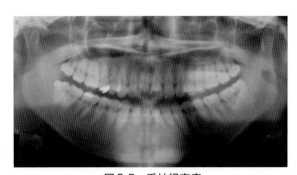

図3-5　舌神経麻痺
右側下顎智歯抜去時に舌神経麻痺が生じた症例のパノラマエックス線写真

(8) 舌神経損傷（舌神経麻痺）

舌の半分または一部に，しびれや味覚異常が起こることもあります．これは舌の半分の知覚を支配する舌神経が損傷されて生じます．原因としては下顎孔伝達麻酔，下顎智歯抜去時の舌側への侵襲，抜歯時の切開による損傷および縫合時における神経の巻き込みなどがあります．抜歯時の約1%に生じます（図3-5）．

舌神経は下顎骨の内側で下顎神経より分岐し，下顎第智歯部歯肉の舌寄りの場所（舌側）を走行して舌に達します．このため，下顎智歯抜去時の軟組織の切開・剥離展開時に同神経を損傷しないように，遠心部切開線を口蓋舌弓の方向（舌側方向）へ延長してはいけません．また，歯槽窩の舌側皮質骨の骨折にも十分な注意が必要です．

(9) 顎関節脱臼

顎関節は耳の穴（外耳道）の直前にあり，下顎はそこを支点として運動をしています．この関節は単なる開閉運動の他に，左右の関節で滑走運動も行っているのが特徴で，これによって顎を上下左右に，自由に動かすことができます．

大きく開口すると下顎が正常な可動域を越えて，関節が外れて閉口ができなくなることがあります．面長の顔となり，上下の唇が閉じられなくなり，顎関節部に疼痛や緊張感がみられます．耳前に相当する顎関節部は陥凹し，その1～2cm前方が隆起します．この状態が顎関節脱臼です．原因には，あくび，打撲および内視鏡検査などがありますが，歯科治療においても生じます．特に，下顎智歯の抜歯時にも生じることがあります．

通常は徒手で容易に整復が可能です．ヒポクラテス法で整復します（図3-6）．再脱臼を予防するために，しばらくの間は大きく開口することを制限します．

(10) 上顎洞穿孔

上顎臼歯の上方には上顎洞（鼻の周辺にある副鼻腔の一つであり，上顎骨内部の大部分を占めています）という空洞があります[13]．上顎臼歯，特に上顎埋伏智歯の歯根は上顎洞と接近している場合が多く，抜歯の際に上顎洞に穿孔する場合があります．このことを上顎洞穿孔と呼びますが，抜

3. 抜歯の偶発症

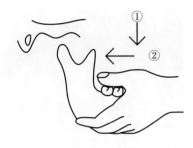

図3-6　ヒポクラテス法
指にガーゼを巻いた後，親指を脱臼した下顎臼歯に置き，それ以外の指は下顎骨の下に置き顎を持つ．続いて奥歯を下方（①の方向）に押し，下顎を後方（②の方向）に戻す．

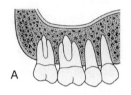 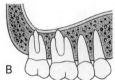 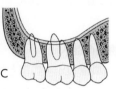 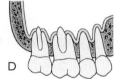

図3-7　上顎洞と歯の関係
A：非接触型；歯根と洞底線が離れている
B：接触型；歯根と洞底線が接している
C：交差型；歯根と洞底線が交差している
D：突出型；歯根が上顎洞に突出している

（脇田　稔，山下靖雄 監修：口腔解剖学 第1版, p.191, 医歯薬出版，東京, 2009より引用）

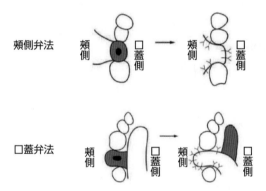

図3-8　口腔上顎洞瘻孔閉鎖術

歯によって生じた場合でも，上顎洞との穿孔が小さければ自然に閉鎖してしまいます．また，口腔粘膜から上顎洞までの距離が長ければ同様に自然に閉鎖します．ただし，交通穿孔が大きく上顎洞までの距離が短い場合には自然には閉鎖せず，瘻孔が残存します（口腔上顎洞瘻（孔））．この口腔上顎洞瘻（孔）が残ると口から摂取した飲食物が上顎洞に流れ込んで感染が起こるため，瘻孔が形成された場合は瘻孔閉鎖術が必要となります（図3-7，8）．

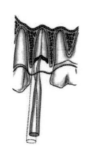 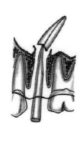   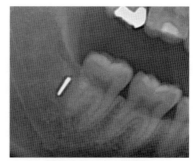

図3-9　挺子による歯根の上顎洞内への迷入　　　　図3-10　バーの迷入
右側下顎智歯抜去時に破折したバーを認める．

(11) 上顎洞内への歯・歯根の迷入

前述したように，上顎臼歯の歯根が上顎洞と接近しているため，抜歯の際に歯根や歯全体を上顎洞に入ってしまうこと（迷入）があります．エックス線撮影により迷入した歯の位置を確認しますが，穿孔部の近くにあれば抜歯窩を拡大して，吸引や洗浄により摘出します．多くの場合では，上顎洞炎の手術に準じて，犬歯窩より上顎洞を開窓し，迷入した歯を摘出します．基本的には穿孔部には閉鎖術を併用します（図3-9）．

(12) 局所麻酔針の破折・組織内迷入

抜歯時に使用した局所麻酔針が破折して組織内に迷入することがあります．除去が必要です．

(13) 抜歯器具の破折・組織内迷入

抜歯中に器具（メス，靱帯剥離子，挺子，バーなど）が破折して組織内に迷入することがあります．老朽化して傷ついた器具使用や無理な力をかけての抜歯は行ってはなりません．除去が必要です（図3-10）．

(14) 誤嚥と誤飲

異物が気管内に落下した場合を誤嚥，食道内に落下した場合を誤飲と呼びます．誤嚥，誤飲の頻度別では誤飲が多く，誤嚥は誤飲の約1割程度です．

発生時の治療体位は，水平位での発生が最も多く，座位診療では少ないとされています．誤嚥・誤飲の異物の種類はインレー，金属冠など歯科関連の金属物が大部分を占めていますが，抜去歯のこともあります．

(15) 気腫

気腫とは大量の気体が皮下や疎性結合組織内に侵入し，貯留することにより生じます．抜歯時の気腫発症の大部分は，分割抜歯を行った下顎埋伏智歯の抜去で生じます．気腫発生の予防には，高速エンジンの切削器具を用いるか，エアタービンを使用する場合でも，エアーの排出方向に配慮します．また，デンタルミラー（歯鏡）などで排出エアーの流れをブロックするのも予防に効果があ

3. 抜歯の偶発症

ります．また，死亡例も報告されています．

(16) キューンの貧血帯

伝達麻酔とは末梢神経束の周辺に局所麻酔薬を注入して疼痛刺激の神経伝達をブロックするものです．キューンの貧血帯とは，上顎伝達麻酔（大口蓋孔，上顎結節，切歯孔，眼下窩孔および大口蓋孔など）直後に現れる顔面の境界明瞭な貧血帯で，60分から数十分以内に自然消失します．その後に皮下出血，紫斑を形成しますが，10日から2週間程度で消失しますので，特別な処置は必要ありません．

(17) ドライソケット

術後7日頃より，止血や損傷部の回復に役に立つ血餅（けっぺい）（赤血球，白血球，血小板，線維素などからなる塊）が抜歯窩から脱落して，固有歯槽骨の骨面が露出し，あたかも乾燥したような状態となります．抜歯窩への接触刺激，食品刺激や温熱刺激により激しい局所疼痛が現れます．

原因としては，血管収縮薬（血管壁の筋肉に働きかけて血管を収縮させる薬で，粘膜や皮下組織の血管を収縮させ，充血の除去，粘膜分泌の抑制や手術時の止血などに利用します）を含んだ局所麻酔薬の過量使用や過度な含嗽などによる早期の血餅脱落，歯槽骨皮質骨の緻密化および感染などが考えられます．処置としては，局所麻酔薬を添加した抗菌薬軟膏ガーゼの填塞や保護床の使用などにより，露出骨を被覆することで症状は軽快・改善します．

一般には，軟膏付きのガーゼを抜歯窩に挿入すると疼痛は軽減します．抗菌薬などの配合されたペーストを抜歯窩に入れる場合もあります．以前には，抜歯窩の再掻爬や骨穿孔術などが行われましたが，現在では行われません．

(18) 周囲軟組織の損傷

抜歯鉗子や挺子の不適当な操作により，歯肉または頬粘膜を挟んだまま抜歯をし，歯肉の一部を断裂することがあります．また，挺子の滑脱により，口底部や口腔前庭部に裂傷を生じて，出血をきたすこともあります．

(19) 周囲組織への迷入

下顎第三大臼歯の歯の全体または歯根の一部が舌側の非薄な骨を破り，口底部や顎下隙に迷入すること（口底部迷入）や内側翼突筋と下顎枝との内面の間隙（翼突下顎隙）に迷入することがあります．上顎第三大臼歯が上顎結節部より後方の軟組織（翼突窩・側頭下窩）へ迷入することもあります．

① **口底部迷入（図3-11）**

下顎智歯抜去の際，舌側の骨膜下や骨膜を破って口底側の軟組織内に迷入する場合があります．これは下顎智歯舌側の歯槽骨が菲薄なため，破折しやすいとの解剖学的理由があります．また，時に下顎智歯部の根尖部に骨の消失がみられるもあり，歯を押し込むような力がかかると容易に舌側に迷入するので注意が必要です．このような事態では口底に感染源を押し込むことになり，しばしば重篤な感染が生じます．

第1章　抜歯とは何か

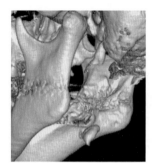
図3-11　口底迷入歯
右側下顎智歯抜去時に顎下隙に迷入した.

　摘出が必要ですが，いたずらに抜歯窩よりの摘出を試みると，かえって深部に押し込むことになります．このため，抜歯窩より迷入した歯が確認できる場合でも，必ずパノラマエックス線写真と咬合法エックス線写真にて，2方向から歯の位置を確認します．また，必要に応じて，CT撮影を行います．
　口腔内から摘出する場合には，舌側の骨膜を剥離し直視下に摘出することが必要です．また，全身麻酔下で顎下部からの口腔外切開を必要とすることもあります．

② 翼突下顎隙への迷入
　翼突下顎隙に抜去した下顎智歯が迷入することで，最も恐ろしい偶発症と呼ばれるものです．摘出するためには，全身麻酔下で口腔外切開を必要とすることが多くあります．

③ 翼突窩・側頭下窩への迷入
　上顎智歯が上顎結節部より後方の軟組織（翼突窩・側頭下窩）へ迷入することもあります．側頭下窩への迷入は少数の国外の教科書に記載があるのみのまれなものです．必ず摘出する必要がありますが，止血が困難なことがあります．

(20) 隣在歯の知覚過敏
　抜歯後の局所に温熱刺激，特に冷水刺激により一過性の疼痛が現れる場合には，隣在歯の象牙質露出による知覚過敏が考えられるので，知覚過敏処置を行います．

　以上のように，偶発症を並べると抜歯はとんでもない怖いものに思えます．しかし，基本を守れば，安全な小手術です．しかし，どんなに症例数をこなした術者でも，偶発症が完全にゼロになるわけではなく，常に注意が必要となります．

4 抜歯時の菌血症

　菌血症とは，細菌が血液中に侵入しただけの状態です．抜歯後には80％以上の割合で生じるとされ，その発生率は抜歯の本数および手術時間と関連します．検出菌は口腔レンサ球菌が最多であり，全検出菌の34％を占めます．嫌気性菌の検出頻度が高く，歯性感染症の起炎菌と同様の傾向です．しかし，通常では血液中に侵入した菌は免疫力によって，数分または数十分で死滅するので大きな問題となることはあまりありません．

　しかし，種々の疾患（糖尿病，肝硬変，腎不全，再生不良性貧血，膠原病，白血病，悪性リンパ腫，抗ガン剤・副腎皮質ステロイド薬および免疫抑制剤の投与）によって免疫が低下した場合（抵抗減弱宿主）では，敗血症に移行しやすいので十分な注意が必要となります．リスクがある場合には，菌血症から感染性心内膜炎を発症します．

　抗菌薬の予防投与を考慮される心血管リスクの中で，高リスクのものとして人工弁置換術後，心内膜炎の既往，チアノーゼを起こす先天性心疾患（単心室，大血管転位，ファロー四徴症など），手術後の全身性疾患および肺シャント疾患が挙げられます．中リスクのものとしては，上記以外の先天性心奇形，後天性弁膜症，肥大型心筋症などが挙げられます．これら高・中程度のリスクでは，抜歯前に予防的抗菌薬の投与を行う必要があります．一方，機能性心雑音，心房中隔欠損症，冠動脈疾患，ペースメーカーや除細動器の埋め込み術後では抗菌薬の予防投与の必要はありません．

　出血を伴うか，根尖を超えるような大きな侵襲を伴う歯科治療では，感染性心内膜炎の予防として抗菌薬投与が必要です．これらの処置として，抜歯，歯周手術，歯石除去，デンタルインプラントの植え込み（植立術）などが挙げられます．抜歯を主とした歯科治療後に生じる感染性心内膜炎では，口腔内常在菌である緑色レンサ球菌（緑連菌）が起炎菌であることが多く，人工弁置換術後や先天性心疾患の患者には抗菌薬の予防投与が必要です．このため，抜歯前の問診が重要です．

　さらに，人工関節置換術を受けた患者にも抜歯後の菌血症から，人工関節の感染を引き起こすことがあります．しかし，その割合は非常に少なく，人工股関節置換術を受けた患者1万人あたり，4人から7人（すなわち，0.04～0.07％）程度ともされています．抜歯後の人工股関節感染の起因菌としても緑連菌が最も多く，抜歯前に抗菌薬を内服します．しかし，どんな抗菌薬をどのくらい内服するかについては，はっきりした基準はありませんので，感染性心内膜炎の予防に準じます．このため，抜歯前の問診には人工股関節手術の有無の確認も重要です．

　歯性感染症にはペニシリン系抗菌薬が第一選択とされています．AHAおよび本邦の感染性心内膜炎の予防と治療に関するガイドラインでは，経口投与が可能な症例ではアモキシシリン（AMPC）2gを処置の1時間前に投与します．AMPC 2g（小児では50mg/kg）の経口投与では6～14時間のMIC以上の血中濃度維持が可能であり，クリンダマイシン（CLDM）も同様です．ペニシリンアレルギーの患者では，CLDM 600mg L時間前投与（小児量：20mg/kg）を投与します．しかし，経口でのAMPCの2g投与（250mg錠の8錠を服用）が現実的に可能であるかとの疑問も多くなされています．さらに，下痢などの消化器症状が心配されます．このため，本邦ではAMPCよりもペニシリンのプロドラッグで代用することも多く，実際にはアンピシリン（ABPC）の点滴投与も行わ

れます．
　一方，抜歯後菌血症は抗菌薬の予防投与を行っても完全には予防できません．抜歯時の血液培養陽性率は，注射薬では ABPC 投与で22％，セフトリアキソン（CTRX）投与で15％およびCLDM投与で55％です．また，経口薬ではAMPC　500mgの投与後30分から120分の採血で22％の菌陽性率となります．
　このため，抜歯する歯であっても術前処置として歯石除去や口腔清掃が必要です．特に，有病者ではこの点が重要です．

5　抜歯時の予防的抗菌薬投与

　通常，抜歯時には経口抗菌薬による感染予防を行います．ただし，汚染創の抜歯または感染抵抗能が低下した患者では殺菌作用の強い経口薬あるいは注射薬を必要とします．
　現在行われている抜歯後感染予防としては，経口抗菌薬を抜歯30～60分前に常用量から2倍量を服用させ，投与期間は通常の抜歯なら2日間，汚染創の抜歯では3日間とし，4日目に感染を確認し，感染があれば治療薬としての抗菌薬に切り替えます．
　しかし，安全な抗菌薬が多く開発された結果として，必要以上に抗菌薬を感染予防に用いる傾向にあります．抜歯後感染症を併発すると，その治療には苦慮することも事実ですが，一部の特殊な状況を除いては抗菌薬の予防投与に予後を改善するエビデンスは存在しません．むしろ，菌交代現象を招いて有害とされています[14]．
　原則論としては，抜歯時の予防投与抗菌薬投与が適応となるのは，外科的侵襲が大きな場合や心疾患を有する患者に対する感染性心内膜炎の予防などの場合しかありません．これらの場合でも，手術や抜歯を行うときに抗菌薬の血中濃度が最高に達していれば十分です．抜歯後に抗菌薬を投与しても何の効果も得られません．
　しかし，外科手術の周術期予防的抗菌薬投与においても，手術部位にもともと感染がある場合（虫垂炎，憩室炎，胆嚢炎，腹腔内膿瘍など）の手術や汚染手術（腸管穿孔や貫通創など）の場合は「予防投与」ではなく「感染に対する治療」が必要であるため，感染症の治癒に必要な期間の投与を必要とします．このため，抜歯時の術後感染予防投与の不要論は，多くの歯は感染源としての存在を理由として抜去されていることを考えれば，歯科矯正時の便宜抜去などの限られた場合でしか成立しません．
　抜歯時の予防的抗菌薬投与を行う場合には，適切な薬剤選択，十分な量の投与および術後24時間以内の短期間の投与が重要となります．

6 抜歯の必要時間

　生田信保[*4]は名著『抜歯学』の中で,「抜歯手術は迅速を最良とはせず,これに必要な時間を費やすことを適切とすべきである.そして,必要以外の損傷を形成せず,談笑の内にその目的を達成する程の余裕と,無痛的に経過せしめる手腕とが必要である」と記述しています.『生田抜歯学』と称される同書は,昭和13（1938）年の初版以来,昭和29（1954）年の第4版まで多くの歯科医師に愛読されました.もっとも,過去形ではなく,著者は現在でも参考にしています.

　著者は「ないないの法則」として,"**遅くない（早い）**"を挙げていますが,この点についてはあまり焦りすぎないことと解釈してください.時間だけにこだわると,思わぬ偶発症を起こす場合もありますので注意が必要です.

[*4] **生田信保**：明治31（1898）年誕生,東京歯科医学専門学校（現,東京歯科大学）卒業,大正8（1919）年朝鮮総督府医院医員,京城医学専門学校助教授,京城帝国大学助教授を経て,昭和21（1946）年京城帝国大学教授,戦後は東京都職員共済組合診療所長を勤めながら著作を重ねた.昭和51（1976）年逝去.著作には『歯科臨床に必要なる口腔手術図説』,『口腔手術学』,『臨床に必要な歯性急性炎症』,『歯痛』,『口腔衛生学』などがある.

文　献

1) 日本口腔外科学会 編：外傷診療ガイドライン．jsoms.or.jp/guideline20080804/mg_trauma20080804.pdf（参照2014年12月10日）
2) 日本口腔外科学会・日本口腔顎顔面外傷学会：口腔顎顔面外傷 診療ガイドライン2014年改訂版．jsoms.or.jp/.../draft_2014trauma_2_20141023.pdf（参照2014年12月10日）
3) 小野尊睦：病巣感染論の史的変遷，日本歯科医史学会誌，3（3）：6-9，1976．
4) ビスフォスフォネート関連顎骨壊死検討委員会：ビスフォスフォネート関連顎骨壊死に対するポジションペーパー（改訂追補2012年版）．jsbmr.umin.jp/pdf/BRONJpositionpaper2012.pdf（参照2014年12月10日）
5) Marx RE 著，日本口腔外科学会 翻訳監修：顎骨壊死を誘発するビスフォスフォネート，経口薬あるいは静注薬，クインテッセンス出版，東京，2009．
6) ビスフォスフォネート関連顎骨壊死検討委員会 編：ビスフォスフォネートの有用性と顎骨壊死，大阪大学出版会，大阪，2010．
7) 朝波惣一郎，王　宝禮，矢郷　香：これならわかるビスフォスフォネートと抗血栓薬投与患者への対応，クインテッセンス出版，東京，2011．
8) 日本有病者歯科医療学会，日本口腔外科学会，日本老年歯科学会 編：科学的根拠に基づく抗血栓療法患者の抜歯に関するガイドライン2015年改訂版，学術社，東京，2015．
9) 矢郷　香，朝波惣一郎：抗血栓療法患者の抜歯臨床Q&A，医学情報社，東京，2008．
10) 日本歯科麻酔学会 編：歯科診療における静脈内鎮静法ガイドライン．kokuhoken.net/jdsa/data/.../guideline_intravenous_sedation.pd...（参照2014年12月10日）
11) Incidence of infective endocarditis in England, 2000―13: a secular trend, interrupted time-series analysis. http://www.thelancet.com/journals/lancet/article/PIIS0140-6736（14）62007-9/abstract（参照2014年12月10日）
12) http://japanese.ruvr.ru/news/2014_06_25/273926599/（参照2014年12月10日）
13) 脇田　稔，山下靖雄 監修：口腔解剖学，第1版，p.188，医歯薬出版，東京，2009．
14) Dajani AS, et al.：Prevention of Bacterial Endocarditis Recommendation by the American Heart Association, JAMA, Vol 277：1794-1801, 1997.

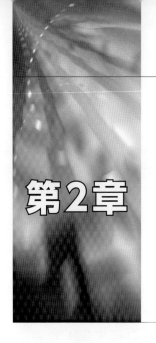

第2章 抜歯器具
―その奇妙なものたち―

　第1章で説明してきた抜歯ですが，詳細にみると奥深いものであることがわかります．さて第2章では，抜歯器具について解説します．なかには，これは何かと思うような奇妙な形の器具や，過去のもの中には，本当にこのような器具を使用していたのと思う器具まであります．それら，"その奇妙なものたち"も必要性や必然性から開発され発達してきました．それらについて，話を進めてみましょう．

　さて，歯は"抜けたい方向"をもってはいますが，まれには経験豊かな歯科医師でも抜歯に苦労することがあります．このため，基本は同じながらも，著名な口腔外科医やオピニオンリーダーたちが抜歯についての一家言をもつと共に，さまざまな抜歯器具を改良してきました．しかし，その必要性や医療情勢の変化から多く器具が消えていき，残った器具でも開発者の意図やその開発者の詳細すら不明なものも多くあります．

　それらの器具には，現在の基準からみるとその形態や使用法が奇妙なものも多くあり，定義を付けようとすると多くの矛盾が生じます．

　改めて，今日の抜歯器具に思いをはせると，その形態と機能は共に歴史の試練を受けて洗練されています．

　さらに，個々の局面で便利な器具も多い反面で，"器具は使っても，使われるな"と思わざるを得ないことも多くあります．著者は自分にあった抜歯器具を選び，その使用法に熟達することこそが重要だと考えています．

1　抜歯鉗子

1）抜歯鉗子とは

　鉗子とは「挟むもの」との意味で，手術その他の外科的処置に用いられる器具の総称です．はさみに似て手元の開閉に従って先端も開閉する形になっています．刃はついてはおらず，代りに物を挟むのに適した形になっています．用いる目的や部位に適するように，いろいろな形態の鉗子が考案されており，抜歯鉗子は抜歯に用いるこれらの中の一つです．

第2章　抜歯器具―その奇妙なものたち―

2）近代的な抜歯鉗子の改良

　抜歯鉗子は古くから抜歯時に使用されていたと考えられており，ある意味では最古の歯科医療器具といえます．古くはギリシャ時代の神殿に捧げた物やローマ時代の物が保存されていますが，これらの中にはその形態から釘抜きをやや変形したような物や，釘抜きそのものではないかと思われる物までがあり，抜歯鉗子固有の形態は判然とはしていません．

　19世紀中頃，当時の抜歯鉗子も嘴部や把持部の形態にはさまざまな工夫がこらされてはいましたが，未だ多くの歯科医師が満足できるものではなかったようです．そこで，1841年にトームスが抜歯鉗子の改良について発表し，その後に抜歯鉗子は近代的な形態となりました．すなわち，周囲組織への損傷を少なくし，理論的に短時間で抜歯するためには，それぞれの歯の歯頸部の形態に鉗子の嘴部をよく適合させることが必要であるとしました．さらに，関節部の型には円形と方形とがあり，円形の関節は現在もなおアッシュ社などの抜歯鉗子に引き継がれています（図1-1，2）．

　現在までに，開発されたさまざまな抜歯鉗子の種類は実に多いものの，基本的に，術者が患者の前方から手指をリラックスして口腔に入れた状態で抜歯鉗子を把持して，先端部（嘴端）で抜歯する歯を挟むことが前提になっています．

コラム3　近代的抜歯鉗子の開発者"トームスさん"はどんな人？

　トームス・ジョーン（1815～1895年）はトームス線維，トームス顆粒層およびトームス突起などの歯の組織構造の発見者として有名であり，「イギリスにおける現代歯科医学の父」と呼ばれています．

　最初は医学を学び，1840年に歯科医師となり，歯の構造に関する研究を行って成果を挙げました．キングスカレッジに歯科医学者として迎えられると同時に開業して，組織学の研究に没頭しました．数種の著作を発表した後に，生涯の最後の30年間をイギリスにおける歯科医師の地位の向上と制度化に捧げました．歯科医師の資格認定制度の確立，歯科医師法の立法化，イギリス歯科医師会の創設などの活躍に対し，1879年にはイギリス歯科医師会の初代会長に選出され，1886年には貴族の称号を与えられました[1]．

　歯科の領域全般にわたって不滅の業績を残しましたが，最初に発表した論文は抜歯鉗子に関するものでした．病院勤務の外科医から歯科医師になる決心を固めてからわずか1年後に出版されたもので，外科の臨床でも歯科に転向してからの臨床でも抜歯の症例数が多く，当時の不完全な抜歯用器具を改良する必要に迫られていたためであると考えられています．

1．抜歯鉗子

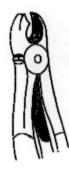

図1-1　トームスの抜歯鉗子
　　　右側上顎大臼歯抜去用鉗子
右側上顎大臼歯抜去用鉗子で，関節部は円形である．
(Tomes J：A system of dental surgery, Lindsay & Blakiston, Philadelphia, 1859 より引用)

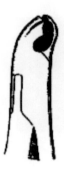

図1-2　トームスの抜歯鉗子
　　　右側下顎大臼歯抜去用鉗子
右側下顎大臼歯抜去用鉗子で，関節部は方形である．
(Tomes J：A system of dental surgery, Lindsay & Blakiston, Philadelphia, 1859 より引用)

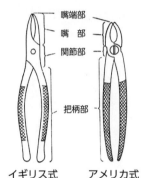

図1-3　抜歯鉗子の基本構造

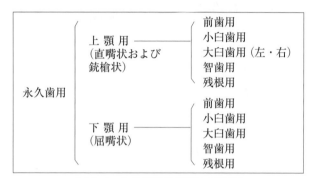

図1-4　永久歯用抜歯鉗子の種類

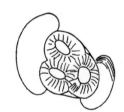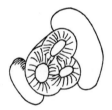

図1-5　上顎大臼歯鉗子の嘴部
右側と左側の上顎大臼歯鉗子の嘴端突起部の適合

3）抜歯鉗子の概説

基本構造

抜歯鉗子には永久歯用と乳歯用があります．基本構造は，歯頸部の形態に適合し挟む嘴部，術者が手指で握る把持部，およびそれら両者の回転軸となる関節部からなります．嘴部の先端は嘴端と呼ばれ，大臼歯用の嘴部にある根の分岐部に適合する突起を嘴尖突起（嘴突）と呼びます **(図1-3)**．

永久歯用抜歯鉗子

永久歯用は10種となります **(図1-4)**．大臼歯用には上下顎用いずれにも嘴尖突起があります．上顎大臼歯鉗子は原則的に左右側の区別がありますが **(図1-5)**，智歯用には左右側の区別があり

第2章　抜歯器具―その奇妙なものたち―

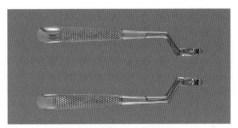

図1-6　下顎大臼歯用鉗子
　さまざまな抜歯鉗子を調べているが，下顎大臼歯用で左右側があるのは，世界中でこの鉗子のみではないだろうか．
（インプラテックス社）

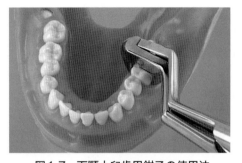

図1-7　下顎大臼歯用鉗子の使用法
　嘴端が頬舌側的に根分岐部を把持し，鉗子の長軸方向の力が頬舌側的に作用する．

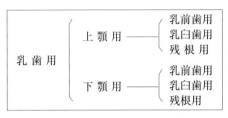

図1-8　乳歯用抜歯鉗子の種類

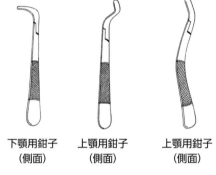

下顎用鉗子　上顎用鉗子　上顎用鉗子
（側面）　　（側面）　　（側面）
図1-9　抜歯鉗子の基本構造

ません．また通常，下顎大臼歯用には左右側の区別はありませんが，左右側のある鉗子もあります（図1-6，7）．

乳歯用抜歯鉗子

　乳歯用にも上下顎用があり，乳前歯用，乳臼歯用および残根用(乳歯根用)の6種があります（図1-8）．乳臼歯用には嘴尖突起がなく，上顎乳臼歯用には左右側の区別がありません．

　現在，通常の素材はステンレス製ですが，最近ではチタン合金製のものもあります．チタン合金は錆びることもなく，前者の約2分の1と軽量で，ステンレスを上回る強度があります．

抜歯鉗子の形態

　上顎および下顎の歯に対して使用する鉗子には形態に差があり，基本的な形としては，全体の湾曲では上顎前歯用は図1-3のような直嘴状（直線状）であり，下顎はすべて横から見ると「L」の字のように持ち手から嘴までに1回曲がっている屈嘴状です．上顎臼歯用は持ち手から嘴までに2回曲がった銃槍状です．これを緩やかにした「S字クランク」のような鉗子もあります．当然，上顎では2回曲がっている方が使いやすくなります（図1-9）．

　鉗子の先端である嘴部は，歯を強く把持しても滑脱しないような形態すなわち歯頸部の解剖学的

1. 抜歯鉗子

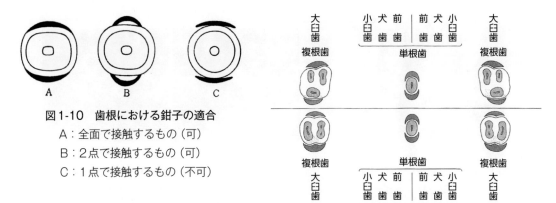

図1-10 歯根における鉗子の適合
A：全面で接触するもの（可）
B：2点で接触するもの（可）
C：1点で接触するもの（不可）

図1-11 抜歯鉗子の嘴部と歯頸部との関係
　抜歯鉗子の嘴部と歯頸部とが，できる限り多くの面積で接触することが原則である．

形態が理想的とするのが，現代の抜歯鉗子の基礎です（**図1-10，11**）．
　以後は内容が多少重複しますが，整理のために個々の鉗子について説明します．

(1) 上顎用抜歯鉗子
① 前歯部用：直嘴状であり，解剖学的特徴から嘴部は唇側が口蓋側よりやや広い作りとなっています．
② 小臼歯用：銃槍状で左右兼用です．
③ 大臼歯用：銃槍状で頬側に歯根の分岐部に適合する嘴尖突起（嘴突）があります．左右一対．
④ 智　歯　用：銃槍状ですが，頬側には嘴突がなく，左右兼用です．
⑤ 残　根　用：各部位の残根に対応するため銃槍状で，歯肉縁下の歯を把握するために嘴端部の幅は狭くなっています．

(2) 下顎用抜歯鉗子
① 前歯部用：ほぼ直角の屈嘴状で嘴端部は狭く，両嘴が鳥嘴状のものもあります．
② 小臼歯用：ほぼ直角の屈嘴状で嘴端部は前歯用よりは幅広です．
③ 大臼歯用：両側嘴部の内側の頬舌側に嘴突と稜状隆起があります．左右兼用です．
④ 智　歯　用：両側嘴部の内側の頬舌側に嘴突と稜状隆起はありません．左右兼用です．
⑤ 残　根　用：嘴尖は先鋭で，前歯用と共用されることもあります．

(3) 乳歯用抜歯鉗子
　乳歯用は永久歯用より小型に作られており，その理由として小児に使用する際に見えないように手の中に隠すためといわれています．しかし，成書などでこの記載は確認できませんでした．これは，抜歯鉗子の都市伝説なのでしょうか．

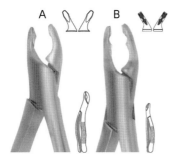
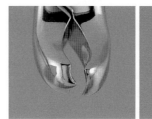
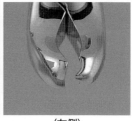

図1-12 パラレルビーク（A）とスプッリットビーク（B）
（ヒューフレディジャパン）

図1-13 上顎大臼歯ハリス型
（右側）　（左側）
（ヒューフレディジャパン）

(4) 抜歯の基本は鉗子抜歯

再度確認します．歯冠があり抜歯鉗子で把握できる抜歯の基本は鉗子抜歯です．「歯をペンチで引っ張られる」ことこそが，基本です．当然，乱暴であってはいけません．それでなくても，"乱暴者"と汚名を着ることの多い，かわいそうな"抜歯鉗子君"なのです．

4）嘴部

鉗子の先端すなわち嘴部は，形態的には前歯の歯頸部は平坦なため，前歯用の抜歯鉗子の嘴部は平坦なものとなります．小臼歯用では，大臼歯用のような嘴尖突起はありませんが，前歯用ほど平坦でもありません．抜歯鉗子の使用にあたっては，抜去予定歯の解剖学的歯頸部を緊密に把持できる嘴部のものを選択します．

(1) パラレルビークとスプッリットビーク

嘴部が平行に向かい合い，嘴部内面にテーパーを付与し歯根との密着度を高めたパラレルビークと，溝をつけて把持力を高めたスプッリットビークとがあります（図1-12）．

(2) 上下顎の大臼歯鉗子

歯根の分岐部に適合する嘴尖突起があります．上顎大臼歯の歯根は，頬側では2根，口蓋は1根であるため，上顎大臼歯用の抜歯鉗子には左右の区別があります（図1-13）．下顎大臼歯用は2根のため，抜歯鉗子には左右の区別がありません．しかし，上顎大臼歯用の抜歯鉗子にも左右の区別がない兼用のものもあります．当然これの嘴部には嘴尖突起がありません（図1-14，15）．

(3) 残根鉗子

残根（C4）とは齲蝕にて歯の頭の部分（歯冠部）が崩壊し，根だけが残っている状態です．このため，残根鉗子の嘴部は歯頸部よりはやや下方の歯根を挟むことになります．嘴端部の形態は歯根に適合するようになり，嘴部は細く鋭利で，歯根をしっかりと把持します（図1-16）．残根用以外

1．抜歯鉗子

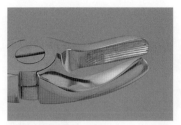

図1-14　上顎大臼歯左右共用（ミード型）ギザ付き
（ヒューフレディジャパン）

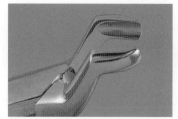

図1-15　上顎大臼歯左右共用
（ヒューフレディジャパン）

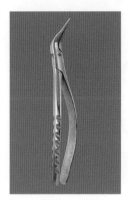

図1-16　残根用
（ヒューフレディジャパン）

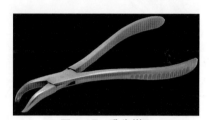

図1-17　乳歯鉗子
（YDM）

の鉗子は先端を閉じた時（閉嘴時）には両嘴端は相接しませんが，本鉗子では強固に歯を把握するために，両嘴端は相接します．先端を細くし，溝やギザを付けるなどの工夫をして滑りにくくしたものもあります．さらにはダイヤモンドコーティングされたものや嘴端部が歯根膜腔に入りやすいように工夫されたものもあります．

　さらに，残根鉗子には基本的な鉗子の他に嘴端を有窓形状として，把持ポイントを確実にしたSライン有窓残根鉗子もあります．これは先端外側部の肉厚が薄めに設計されており，周辺組織のリリーフ効果が生じ，容易に歯根膜腔に挿入できるものです．

　あれ，嘴部の話が歯頸部から歯根部の形態へと変わっていますね．あまり細かなことは言わず，歯頸部付近の歯根とでもしておき，話を続けましょう．

(4) 乳歯鉗子：交換期用

　乳歯用鉗子は，乳前歯用，乳臼歯用，および歯根用に分けられますが，乳歯の抜去は交換期のものに行われることが多いため，歯の滑脱に特に配慮し水平的にU字型の嘴端が左右または前後から歯頸部を挟むものもあります（図1-17）．

(5) 上顎前歯・犬歯・小臼歯兼用のもの（図1-18）

(6) 上下顎小臼歯・乳歯兼用のもの（左右兼用）（図1-19）

第2章　抜歯器具―その奇妙なものたち―

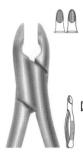
図1-18　上顎前歯・犬歯・小臼歯
　　　　兼用ケルズ型
　　　　（ヒューフレディジャパン）

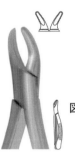
図1-19　上下顎小臼歯・乳歯
　　　　左右兼用ハル型
　　　　（ヒューフレディジャパン）

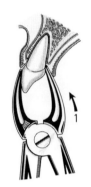
図1-20　鉗子は舌側から挿入する
　　　　歯周靱帯剥離が大切である

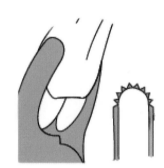
図1-21　ギザ付き鉗子

(7) 抜歯鉗子と大切な歯周靱帯剥離

抜歯鉗子は，最初に舌（口蓋）側の歯肉縁下に嘴部を挿入・適合させ，つづいて頰側へ嘴部を挿入してしっかり把持します（図1-20）．左手の拇指と示指で嘴部が歯肉縁と歯との間に入るように誘導します．嘴部は歯冠の最大豊隆部をこえて，確実に根面を把握しますが，歯冠の崩壊が著しい場合は，歯根を可能な限り深い位置で把握する事が必要です．このためにも，歯周靱帯剥離は大切なものとなります．

(8) ギザ付き抜歯鉗子とダイヤコート鉗子

嘴部の長軸が歯軸と平行になるように解剖学的歯頸部を把持します．この際，滑脱することがあるため鉗子は力一杯握ってはなりませんが，滑脱を防止するためにギザ付きのもの（図1-21）やダイヤモンドで被覆したダイヤコート鉗子もあります．

5）関節部
(1) 関節部の方式

関節部にはイギリス式，ドイツ式およびアメリカ式の3方式があります（図1-22）．関節部の構造が円盤状のものがイギリス式，箱状のものがドイツ式，その箱状の両側のなす角を除去したもの

1．抜歯鉗子

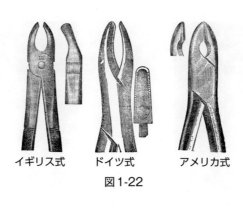

イギリス式　　ドイツ式　　アメリカ式
図1-22

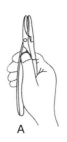 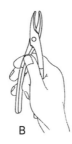 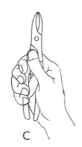

　　A　　　　　B　　　　　C

図1-23　鉗子の持ち方
A：イギリス式（歯に適合時）
B：アメリカ式（歯に適合時）　わが国では多い
C：歯に適合後に全指にて把握する方法

がアメリカ式です．

　円形の関節をみると，19世紀中頃以来の伝統を感じるのは私だけなのでしょうか．

　また，イングリッシュタイプとヨーロッパタイプと記載される場合もあります．この区別の詳細は不明ですが，関節が円盤型でアッシュ社を中心としたイギリス製のものがイングリッシュタイプ，ドイツ式以外でヨーロッパ製の簡易的な円盤型でものをヨーロッパタイプと呼ぶのではないのでしょうか．

6）把柄部

（1）抜歯鉗子の把持法

　抜歯鉗子の把持法には前述したようにいくつかの種類がありますが，主には両把柄間が狭いイギリス式では両把柄間に拇指を圧接して開閉し，広いアメリカ式では第4指で開閉し歯に適合した後に，全指で把握します（図1-23）．

（2）載痕

　把柄部の外側には載痕と呼ばれる刻みがあり，滑りにくいように工夫されています（図1-24）．さらには軽量化のために丸い穴を数個開けたものもあります．

第2章　抜歯器具—その奇妙なものたち—

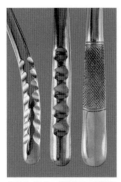

図1-24　載痕の種類

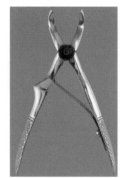

図1-25　ハンドル スプリング付き
　　　　小児用鉗子

(3) ハンドル スプリング

　抜歯鉗子は，基本的にハンドル スプリングはありませんが，上顎乳臼歯用にはハンドル スプリングの付いたものもあります(**図1-25**)．ハンドル スプリングは鉗子を使いやすくし，手の中にフィットしやすいようにしたものです．

　最近ハンドルスプリングを付けた抜歯鉗子が販売されましたので，後述します．

コラム 4　19世紀では抜歯鉗子は最先端の器具

　近代的抜歯鉗子の開発者トームスは，「抜歯する際に，術者は歯の形，部位，歯根および歯槽との位置的関係などを熟知していなければならない」と述べています．

　また，正しい抜歯をするための条件として，以下の点を挙げました．

1. 患歯の全体を抜歯するのか，一部を抜歯するのかを決める．
2. 歯肉や歯槽突起などの歯周組織に対して，最少の侵襲で抜歯する．
3. できる限り術中の疼痛を少なくする．

　さらに，これらの条件を満たすには，歯を正確に把握し，歯軸に沿った方向に力を加えることが必要で，そのような働きをするには抜歯鉗子が最も適しているとしました．

　そのため，抜歯鉗子は把柄部を閉じた時には，嘴部が歯肉を歯頸部から剥離させ，歯槽骨の上端（歯槽突起の遊離縁）に到達するようでなければならないとしました．

　また，歯にはさまざまな形態があり，それに適合する形態の抜歯鉗子が必要であるとの基本的な考え方を示しました．

　まさに，これらのことは現在でもそのまま通じることですが，指摘されたのが19世紀中頃のことであることに驚くと共に，改良された抜歯鉗子は当時の最先端の器具であったといえます．

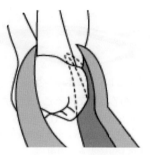
図1-26　ネビィウス型鉗子

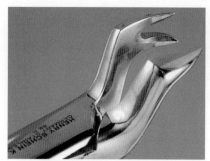
図1-27　ネビィウス型鉗子

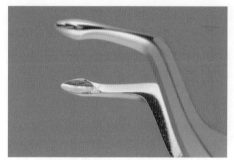
図1-28　ベルナール型鉗子

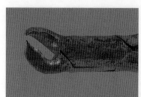
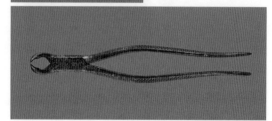
図1-29　下顎大臼歯ハリス型鉗子

7）特徴的な鉗子

(1) ネビィウス型鉗子
上顎大臼歯部用抜歯鉗子であり，歯頸部ではなく根分岐部を把持する嘴部の鋭い鉗子です．左右の別があります（図1-26，27）．

(2) ベルナール型鉗子
小臼歯または残根に用いるもので，嘴部先端がベルナール型挺子と同様な形態であり，併用して歯根を把持します（図1-28）．

(3) ハリス型鉗子
下顎大臼歯根分岐部に嘴尖突起を入れる（図1-29）．

(4) 牛角鉗子
カウホーン抜歯鉗子と呼ばれます．歯根分岐部に挿入することにより，下顎大臼歯を脱臼します．

第2章 抜歯器具—その奇妙なものたち—

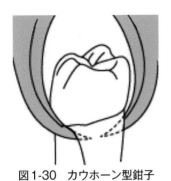

図1-30 カウホーン型鉗子

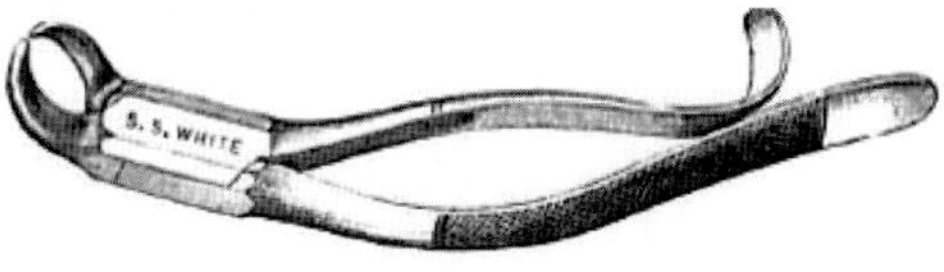

図1-31 カウホーン型鉗子
古くからある鉗子であることがわかる.
(Garretson J.E. : A Treatise On the Diseases and Surgery of the Mouth, Jaws and Associate Parts, J. B. Lippincott & Co.,1869 より引用)

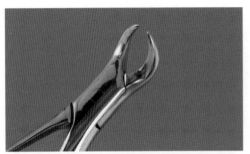

図1-32 カウホーン型鉗子（木村鉗子製作所）

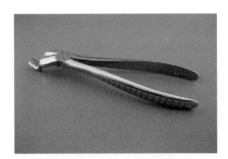

図1-33 ワルサーの抜歯鉗子

また，智歯が単根の場合，鉗子の先端を智歯と第二大臼歯との間に挿入し，智歯を脱臼します（図1-30～32）.

(5) ワルサーの抜歯鉗子

嘴部が歯頸の外形に適合するように三次元的に自由に動く構造になっています．歯頸部に適当な把持力が働き，歯冠にはわずかな力のみが加わる理想的な配分となる鉗子です．構造が簡単，堅牢であるとされています．（図1-33）

(6) 安全鉗子

歯根との適合が確認できる特殊なものです．嘴頭は環状で頰壁を圧排するのに便利であり，環状嘴頭により歯根との適合が確認できます．また，誤抜の防止に有用とされています（図1-34）.

(7) リージング氏埋没下顎歯根鉗子

安全鉗子の残根用と考えられる（図1-35）.

(8) マルチ ターゲット

柄の長さや形状に工夫し，乳歯，永久歯を問わず対応でき，特に残根に挿入しやすく，把持しやすい形状にした鉗子です．

1．抜歯鉗子

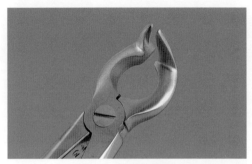

図1-34　安全鉗子（MEDESY社）

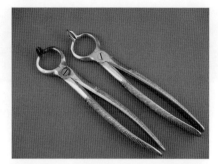

図1-35　リージング氏埋没下顎歯根鉗子

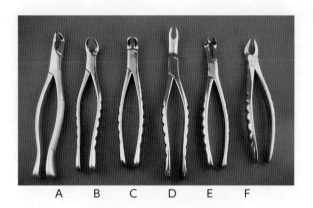

図1-36　さまざまな下顎智歯用抜歯鉗子
A：智歯用抜歯鉗子　B：牛角鉗子　C：原田式
D：遠藤式　E：大川式　F：宇賀式
（A：YDM，B～F：木村鉗子製作所）

(9) 抜歯鉗子　pd 上顎・下顎

　上顎用と下顎用の2本の鉗子で全ての普通抜歯を行う鉗子です．患者水平位で，後方から口腔に挿入できる寸法になっています．把柄部を把持すると，嘴部が歯を把持できる長さになります．細く内側には溝が切ってある嘴尖を歯冠の長軸に当て，歯根方向に滑らすようにし，歯を浮き上がらせて抜去します．
　右手母指の付根と第2指から第5指をハンドルにかけて絞るように使用するために，手指のひらきの幅に合わせた湾曲になっています．また，嘴部と本体のなす角度は術者の手指の自然な動きで操作できるよう上顎用で28度，下顎用では62度になっています．

8）智歯用抜歯鉗子

　智歯用の抜歯鉗子はさまざまに改良されています．特に下顎用のものは魅力的なものが多くあります（図1-36）．

第2章　抜歯器具―その奇妙なものたち―

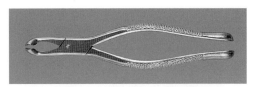

図1-37　下顎智歯（抜歯）鉗子
柄が長いのが特徴である．　（YDM）

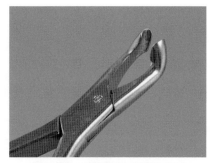

図1-38　下顎智歯（抜歯）鉗子
柄が長いのが特徴である．(YDM)

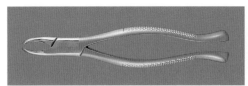

図1-39　上顎智歯　　　（YDM）

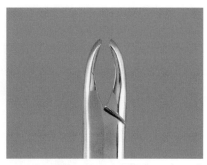

図1-40　上顎智歯　　（YDM）

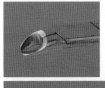

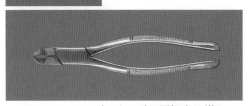

図1-41　フィジックス氏下顎智歯用鉗子

　基本的には下顎智歯用は把持部が長く，嘴部の高さが低く，左右両用です（**図1-37，38**）．上顎智歯用も把持部は長いが，嘴部の角度が大臼歯用とは異なります．左右両用です（**図1-39，40**）．
　後述する原田式，大川式および細長型智歯鉗子はフィジックス氏の下顎智歯用鉗子（**図1-41**）または牛角鉗子の改良型と考えられます．

(1) 原田式
開発者の**原田良種**[*1]が智歯の抜歯用にフィジックス氏の下顎智歯用鉗子の形態に改良を加え，

[*1] **原田良種**：明治30（1897）年誕生，日本歯科医学専門学校卒後に渡米，ワシントン大学歯学部卒業後にワシントン大学助教授を経て帰国．開業しながら原田会を主宰し，日本大学，日本歯科医学専門学校（現，日本歯科大学），東京医学歯学専門学校（現，東京医科歯科大学）の講師を歴任し，歯科教育審議委員会委員長をつとめ，昭和51（1976）年逝去．

1．抜歯鉗子

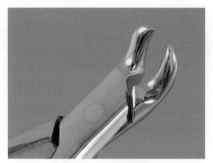

図1-42　原田式
（木村鉗子製作所）

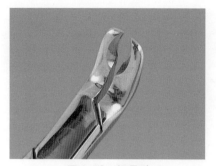

図1-43　細長型
（木村鉗子製作所）

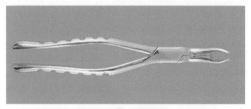

図1-44　遠藤式
（木村鉗子製作所）

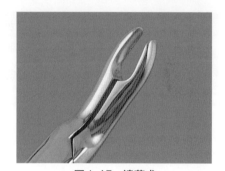

図1-45　遠藤式
（木村鉗子製作所）

バリー氏の挺子を左右組み合わせ，片手で扱えるようにしたものです（図1-42）．歯根が遠心方向に湾曲している単根歯が適応症で，複根歯は非適応症です．上顎智歯では環状靱帯を切断後に，智歯と第二大臼歯の隣接面に鉗子を挿入し，鉗子の先端を智歯の根面に接触させ歯根方向に深く押し込み，鉗子を軽く握りながら手元を下げつつ，右側智歯ならば右外側（左側智歯ならば左外側）の方向へ回転して脱臼させます．下顎では鉗子を内側へ回転させます．脱臼した歯は適切な鉗子で摘出します．

(2) 細長型智歯鉗子

原田式の細長型であり，鉗子の先端を智歯と第二大臼歯との間に挿入し，鉗子の先端を歯根に接触するようにさせながら根尖方向に深く差し込むものです（図1-43）．

(3) 遠藤式

開発者は**遠藤至六郎**[*2]と考えられます．全体と嘴部の長さが長く，智歯を把持しやすいように

[*2] **遠藤至六郎**：明治18（1885）年誕生，東京歯科医学院（現，東京歯科大学）卒業後に，明治43（1910）年満州鉄道大連医院歯科主任に就任した．大正5（1916）年東京歯科医学専門学校助教授，大正6（1917）年教授となり，後には大日本歯科医学会会長を務め，昭和17（1942）年に逝去．著作に『新編口腔外科診断学』『口腔外科通論及手術学』『口腔外科診療の実際』があり，各々がベストセラーで，わが国口腔外科のパイオニアの一人である．

第2章　抜歯器具―その奇妙なものたち―

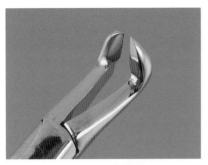

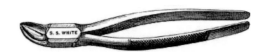

図1-47　フィジックス氏下顎智歯用鉗子
古くからの鉗子である.
(Garretson J.E.: A Treatise On the Diseases and Surgery of the Mouth, Jaws and Associate Parts, J. B. Lippincott & Co., 1869より引用)

図1-46　大川式
（木村鉗子製作所）

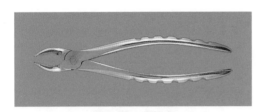

図1-48　宇賀式
（木村鉗子製作所）

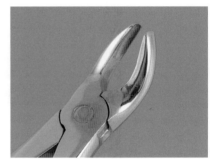

図1-49　宇賀式
（木村鉗子製作所）

嘴部に角度が付けられています（図1-44, 45）.

(4) 大川式

鉗子の先端を智歯と第二大臼歯との間に挿入し，智歯を脱臼させるものです（図1-46）．製作会社にも問い合わせましたが，開発者については資料がなく不明とのことでした．どなたか心当たりのある方はいらっしゃいませんでしょうか．

(5) フィジックス氏の下顎智歯用鉗子

下顎智歯と第二大臼歯の隣接面に鉗子を挿入し，鉗子の先端を智歯の根面に接触させ歯根方向に深く押し込み，鉗子をかるく握りながら手元を下げ，下顎智歯を抜歯します（図1-47）．

(6) 宇賀式

開発者は**宇賀春雄**[*3]と考えられます．宇賀春雄は「口腔外科は抜歯に始まり抜歯に終わる」として，抜歯を口腔外科の基本として唱えました．他の智歯用と比較して少し短めの鉗子で，全体とし

[*3] **宇賀春雄**：明治38（1905）年誕生，昭和5（1930）年日本歯科医学専門学校（現，日本歯科大学）卒業後，昭和14（1939）年日本歯科医学専門学校助教授，昭和24（1949）年日本歯科大学教授となった．著作に『口腔外科学』や『最新口腔外科小手術図説』がある．

1．抜歯鉗子

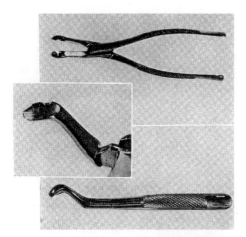

図1-50　フェルシュの上顎智歯用鉗子
（久野吉雄：上顎歯牙の抜歯の実際，歯界展望・別冊抜歯の臨床，p.202，医歯薬出版，東京，1979より引用）

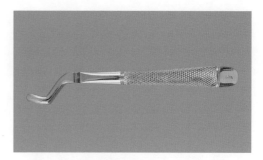

図1-51　上顎智歯上顎第三大臼歯ギザ付き
（ヒューフレディジャパン）

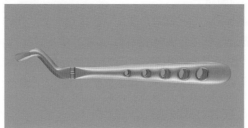

図1-52　"ロバ"上顎大臼歯・智歯抜歯鉗子
（インプラテックス社）

て少しカーブしてS字状のものです．嘴部は少し長く，智歯を把持しやすいように嘴部に角度がつけられています（図1-48，49）．大きさと形態から，上顎智歯用と考えられます．

(7) フェルシュの上顎智歯用鉗子

関節部から嘴端までの距離が長く，嘴部と把柄との角度が67度であり，嘴端は歯を保持するための特殊な構造となっています（図1-50）．

(8) 上顎智歯鉗子

嘴部はギザ付きで，関節部が円盤型であり，フェルシュの上顎智歯用鉗子に類似していますが嘴部の角度も異なっています（図1-51）．

(9) "ロバ"上顎大臼歯・智歯抜歯鉗子

先端部は細く深く精巧に作られ，グリップが的確に歯を支えます．把柄部には軽量化のために丸い穴が開けられています（図1-52）．

第2章 抜歯器具―その奇妙なものたち―

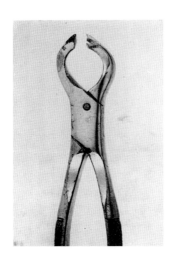

図1-53　金森の抜歯鉗子
（布施貞夫：歯科用小外科臨床の独習，p.9，永末書店，京都，1981より引用）

(10) 金森虎男[*4]の下顎智歯鉗子

リージング氏埋没下顎歯根鉗子の嘴部に角度をつけたものです（図1-53）．銃槍状鉗子で下顎埋伏智歯の歯冠を分割除去後に，残った歯根を嘴部にて把持するものです．下顎第二大臼歯を損傷しないように，嘴頭が環状でかつ嘴部に角度を有しています．昭和初期の製作と考えられますが，詳細は不明です．著者は長年探していますが，残念ながら残存は未確認であり，「抜歯鉗子界の日本オオカミ」ともいえます．

9) 再度，抜歯鉗子の定義を考える

フィジックス氏の下顎智歯用鉗子，原田式鉗子，細長型智歯鉗子および大川式智歯鉗子は歯を把持しません．また，牛角鉗子を智歯と第二大臼歯との間に挿入して使用する場合にも歯を把持しません．これらも抜歯鉗子です．そうすると，抜歯鉗子とは「歯を抜くための鉗子だが，歯を把持してもしなくてもよい」ということになりますが？

10) 上顎小臼歯部の抜歯鉗子の特殊な使用法

本来，抜歯鉗子は歯を把握して使用するものですが，上顎小臼歯の残根の抜去に特殊な方法があります．こうなってくると抜歯鉗子の定義とは何なのか解らなくなります．

上顎第一小臼歯の抜去時に，歯冠と共に1根が抜去され他方が残存した場合には，一方の嘴部を空になった歯槽窩に置き，一方を頬側または口蓋側の骨に置き，嘴部を閉じて骨を切断して歯根を

[*4] **金森虎男**：明治23（1890）年誕生，大正5（1916）年東京帝国大学医科大学を卒業，永楽病院歯科の島峰徹に無給副手として入門した．昭和4（1929）年に東京高等歯科医学校が開校すると中村平蔵とともに口腔外科の初代教授に就任．昭和9（1934）年東京帝国大学教授，昭和26（1951）年東京帝大退官後に札幌医科大学教授．北海道に歯学部を設立するように活動し，昭和32（1958）年に逝去．著者には『治療室ニ於ケル歯科助手』，『小児歯科外科学』，『歯口顎疾患の臨床的観察』，『子供とむし歯』，『歯口顎疾患』などがある．

1．抜歯鉗子

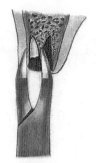

図1-54　上顎小臼歯用抜歯鉗子の特殊な使用法（1）
（Gwinn CD : Textbook of exodontia, 1st ed. p.90, Lea & Febiger, Philadelphia, 1927より引用）

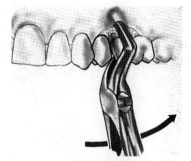

図1-55　上顎小臼歯用抜歯鉗子の特殊な使用法（2）：嘴部開放法
（Clark HB : Practical oral surgery, 1st ed. p.202, Lea & Febiger, Philadelphia, 1955より引用）

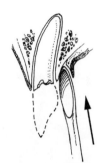 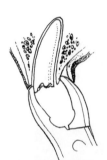

図1-56　上顎小臼歯用抜歯鉗子の特殊な使用法（3）：嘴部開放法
（Kruger GO ed. : Textbook of oral surgery, 6th ed. p.71, The CV Mosby Co., St. Louis, 1984より引用）

除去する方法があります（図1-54）．
　もう一つの上顎小臼歯部の残根の抜去法として，嘴部開放法があります．頬側の粘膜骨膜弁をセメントスパチュラ（会社名と番号まで指定されています）にて剥離後に，嘴部を頬側骨皮質と歯の口蓋側にかけ，頬側骨皮骨を支点として抜去します（図1-55）．
　口蓋側骨皮骨を支点として抜去する同様の方法は，1980年代にも記載されています（図1-56）．

11）特殊な鉗子
(1) 根尖部残根鉗子とルートキャナルプライヤー
　アーチャー著の『口腔外科学』に根尖部残根鉗子が記載され，コラムで紹介したマニア本には挺子として記載されている器具があります．この器具に該当するものが国内外の抜歯関連カタログに記載がありません．しかし，YDMのカタログにこれとほぼ同様なものがあります．それがルート

第2章 抜歯器具―その奇妙なものたち―

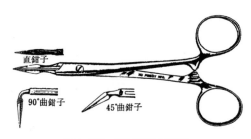

図1-57　根尖部残根鉗子
（Archer WH: A manual of oral surgery, 1st ed. W.B.SaundersCo., Philadelphia, 1952より引用）

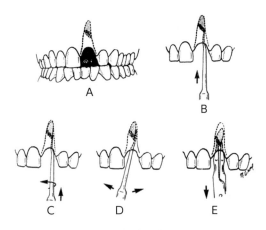

図1-58　根尖部残根鉗子の使用法
（Archer WH: A manual of oral surgery, 1st ed. W.B.SaundersCo., Philadelphia, 1952より引用）

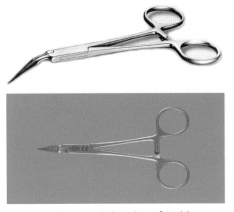

図1-59　ルートキャナルプライヤー
（YDM）

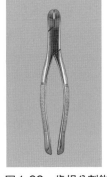 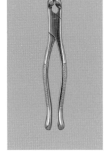

図1-60　歯根分割鉗子（上顎用と下顎用）

キャナルプライヤーです．破折リーマーやペーパーポイントを確実に保持するためのものです．根尖部残根鉗子は直，45度曲および90度曲の3種類がありますが（図1-57，58），ルートキャナルプライヤーは45度曲の根尖部残根鉗子に代用できる優れものです（図1-59）．

(2) 歯根分割鉗子

厳密には抜歯鉗子とはいえませんが，切削器具の進歩により次第に使用されなくなりました．大臼歯歯冠崩壊の著しい場合に根分岐部にて近心根と遠心根を分割するための鉗子です．上顎用と下顎用があり，両者は分割用の刃の厚さと角度が異なります（図1-60）．現在では下顎用鉗子を下顎智歯抜去時に牛角鉗子の代用として使用されることがあり，愛好者も少なくありません．

1．抜歯鉗子

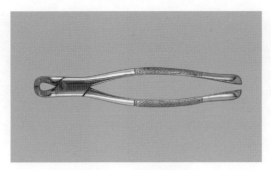

図1-61　歯冠分割鉗子

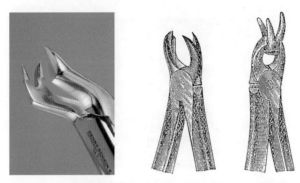

図1-62　切除鉗子（歯槽鉗子）とネビィウス型の抜歯鉗子
　　　　との比較　　　　（入戸野賢三，佐藤運雄：口腔外科学，
　　　　第1版，p.890，文光堂書店，東京，1920より引用）

(3) 歯冠分割鉗子

下顎大臼歯の歯冠崩壊の著しい場合に，歯周組織への侵襲を考慮して，歯冠と歯根とを分割するための鉗子です（図1-61）．

(4) 切除鉗子（歯槽鉗子）

残根抜去時に歯肉と歯槽骨を歯根ともに切除するものです．これも厳密には抜歯鉗子とはいえませんが，切削器具の進歩により次第に使用されなくなりました．

現在，主流として行われている開放法（粘膜骨膜弁剥離後に骨削して歯根を抜去する歯根掻除法）よりは，侵襲が大きいものの，局所麻酔や照明などが悪い大正期までの医療状況では有用であったと思われます．1940年頃以後の和文文献からは姿を消しています．これらには，バリー型・ステーブンス型・フリューリー型（ローゼル型）などがあり，バリー型は小型の石膏鉗子のような形態でした．またステーブンス型はネビィウスの抜歯鉗子にそっくりです（図1-62）．

これらの鉗子にて抜歯ができずとも歯根を分割すればその根は歯槽内で動揺しており挺子などで容易に抜去できるとされました．しかし，その侵襲は大きく，抜歯術に熟練すれば本法は選択しない方がよいとされていました．

第2章 抜歯器具―その奇妙なものたち―

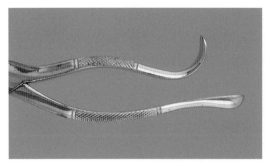

図1-63 踊る鉗子たち（1）

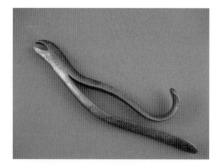

図1-64 踊る鉗子たち（2）

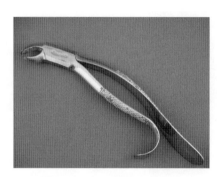

図1-65 踊る鉗子たち（3）

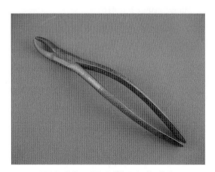

図1-66 踊る鉗子たち（4）

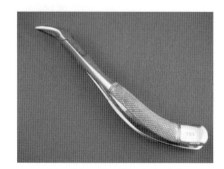

図1-67 踊る鉗子たち（5）

(5) 踊る鉗子たち

　国外の上顎小臼歯部用の抜歯鉗子には把持部があたかも，踊るように湾曲しているものがあります（図1-63〜65）．基本的に，口腔内に挿入しやすく，歯に適合しやすくするための形態です．

　個人的には，角張っている鉗子のデザインは機械的であり，ゆったりした湾曲をもつ鉗子の方が「暖かみ」があるような気がします（図1-66，67）．しかし，患者側の抜歯に対する恐怖心には鉗子の形態はあまり影響がないのかもしれませんが，著者個人としてはこれらの"踊る鉗子たち"には，

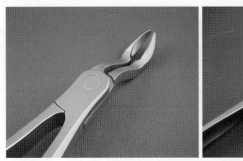
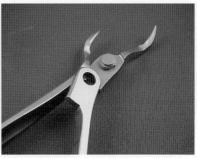

図1-68　分解可能な上顎智歯用鉗子

（インプラテクス）

より愛着がもてます．しかし，最近の鉗子にはこのように湾曲したものは少なく，このことは非常に残念なことです．この形態には，歯科医師の教育が未だ未熟であった時代に，左右を誤らないようにする目的もあったといわれています．この目的であれば，このような鉗子を最近目にしないことは当然なのかもしれません．

12）再々度，抜歯鉗子について考える

さて，抜歯鉗子を「歯冠ないし歯根の露出部を把持し，歯を抜去するための手術器具（鉗子）」であると定義すると，歯根分割鉗子，歯冠分割鉗子および切除鉗子はこの定義には当てはまりません．これらすべてを含めて抜歯鉗子を定義するとすれば，「抜歯するために歯の一部または全体を把持するか分割するための鉗子」となってしまいます．

さらに，「歯を抜くための鉗子だが，歯を把持してもしなくてもよい」を加えると，「抜歯のための鉗子で，歯を把持しないか，歯の一部または全体を把持するか，分割するためのもの」となってしまいます．

これでは何がなにやらわかりませんね．そうすると結局は「抜歯するための刃のないはさみ状の器具でさまざまな形態と使用法がある」とするしかないようです．特にフィジックス智歯用鉗子，原田式鉗子などは脱臼させることに特化した器具です．

13）抜歯鉗子は開いて滅菌

滅菌後の器具は完全に乾燥させます．滅菌パックなどを使用する場合も，乾燥後にパック内に水分が残っていると十分な滅菌効果が得られない場合があり，サビの原因になります．さらに，サビる恐れがあるため，サビのある器具や異なる金属の器具と一緒に保管してはなりません．また，化学薬品と一緒に収納や保管すると，サビる恐れがあります．

より確実に細部まで，滅菌がされるように，分解できるものはできるだけ分解し，関節のある器具は開いておきます．すなわち，抜歯鉗子は開いて滅菌します．

このため，関節で分解できる製品もありますが，高価となります（**図1-68**）．

14) 中川 (氏) の指摘

中川大介[*5]はその著書『歯科外科手術学』において,「術者は各自適切と認める抜歯鉗子1組を揃え,各個の使用に習熟するように」と指摘しています.抜歯鉗子はきちんと1組用意することが重要です.著者も抜歯鉗子については兼用のものは熟練してから使用すべきであると考えています.

[*5]**中川大介**:明治20 (1887) 年誕生,明治41 (1908) 年東京歯科医学専門学校 (現,東京歯科大学) を卒業,大正2 (1913) 年南満州鉄道大連病院に勤務,大正8 (1919) 年東洋歯科医学校講師,大正9 (1920) 年東洋歯科医学専門学校理事,教授を経て,大正11 (1922) 年日本大学専門部歯科教授.大正15 (1926) 年米国留学,昭和2 (1927) 年ノースウェスタン大学歯科部大学院修了.東洋歯科医学専門学校 (現,日本大学歯学部) 教授を経て,昭和2 (1927) 年日本大学専門部歯科 (現,日本大学歯学部) 教授,昭和18 (1943) 年日本大学専門部歯科科長や歯科教育審議会委員などを務めた.昭和29 (1954) 年に逝去.著書に『抜歯術』,『歯科外科手術学』,『抜歯後の出血と疼痛並びにその処置』などがある.

コラム 5　弓倉（氏）の法則

　口腔外科領域ではあまりにも有名な，急性化膿性下顎骨骨髄炎の**「弓倉（氏）症状」**を提唱した**弓倉繁家**は，明治24（1891）年に誕生，大正11（1922）年に府立大阪高等医学校（現，大阪大学医学部）を卒業し，耳鼻咽喉科に入局後に，文部省歯科医術開業試験附属病院（現，東京医科歯科大学歯学部）に派遣されました．次いで，大正12（1923）年に歯科学科開設のため欧州へ留学し，大正15（1926）年に大阪医科大学（府立）（現，大阪大学医学部）に歯科学教室が設置されると教授に就任しました．昭和6（1931）年大阪医科大学（府立）は大阪帝国大学医学部となり，総合大学としての大阪帝国大学（当時は医学部と理学部のみ）が発足しました．この際，大部分の医科大学教授は帝大教授に発令されましたが，弓倉教授は講師として発令されました．これに対して，大阪帝大では歯科学は重要な医学の一分野であるとして文部省に強く講座の開設を要望し，昭和7（1932）年に歯科学講座が開設され，弓倉教授が再度誕生しました．正に「大阪帝大の見識ある英断」といえます．

　その後，歯科学の発展と歯学部創立に尽力し，昭和25（1950）年には大阪大学医学部に医学科とは別に歯学科が設置され，昭和26（1951）年には歯学部が医学部から分離・独立しました．この際，弓倉が初代歯学部長となりましたが，昭和28（1953）年に逝去しました．著作に『口腔外科』や『歯科麻酔学』があります．

　この著書『口腔外科』には（歯科外科）との副題があり，その57～58頁に抜歯に対する一般通則が記載されていますが，実に簡潔に要点を突いており著者はこれを**「弓倉（氏）の法則」**と呼んでいます．

1. 術者は泰然自若たれ
2. 術者は常に患者の右側に立つ→左側に立つことが許されるのは特別の場合にのみである
3. 手術野は必ず固定する
4. 患部を直視する
5. 適切な鉗子を選び，その使用法則に従って抜去する
6. 鉗子を使用する前に，歯頸部の輪状靱帯を挺子にて剥離し，その後に歯の動揺を図り，次いで鉗子を適用する
7. もありますが，これは割愛しています．

著者は以上の項目を，肝に命じて抜歯を行っています．

第2章 抜歯器具―その奇妙なものたち―

2 挺子

1）挺子とは

挺子は一般に英語読みでエレベーター（Elevator），ドイツ語読みでヘーベル（Hebel）と呼ばれます．歯あるいは歯冠が崩壊した歯根の抜去に用いる器具です．

本器具は古くから使われており，アラビアの医師アブルカシス（1050〜1123年）以来，大きさや形状の異なる種々のものが考案されています．

原則的には歯槽骨と歯の間に嘴端部を入れ，小さな力で強い力が生ずることを利用しますが，後述するようにこれに当てはまるならないものもあります．

> **コラム 6　挺子（テコ）と挺子（テイシ）**
>
> よく間違いやすい漢字です．木偏と手偏とが微妙ですね．
>
> テコとは棒の途中に置いた支点を中心に棒が自由に回転して，小さい力を大きな力に，小さい動きを大きな動きに変える仕組みです．また，その棒自体をさすこともあります．重い物を動かすときや鋏・滑車などに応用され，槓桿やレバーとも呼ばれます．
>
> テコは支点，力点，作用点の位置関係により，3種類に分類されます．3点を一直線上に並べたとき中央が支点になるものを第1次テコ，同様に真ん中が作用点であれば第2次テコ，力点であれば第3次テコと呼びます．また，くぎ抜きの例のように支点，力点，作用点が一直線上にある必要はありません（下図）．
>
> これに対して，挺子の挺は抜くとか引き抜くとかの意味です．歯槽骨の縁か隣在歯の歯頸部の骨を支点とする「テコ」の作用も用いますが，この作用のみを強い力で用いると歯槽骨の破折などの偶発症を起こします．挺子では第1次と第2次が利用され，支柱部が直線的でないものも多くあります．
>
> 挺子1本で歯が抜けるのが「抜歯名人」だと誤解される方も多く存在します．しかし，挺子のみにこだわると骨が挫滅します．
>
> さらに，大切な歯周靱帯剝離を挺子などで十分に行う必要があります．ここで手を抜くと，歯と共に歯肉が付いてきます．
>
> 歯の脱臼のみを挺子で行った後に，抜歯鉗子を適合させ愛護的に行う抜歯が名人級の技なのです．
>
> 挺子＝梃子「テコ」の作用ではないことをお忘れなく．
>
>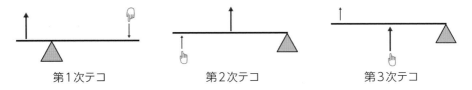
>
> 　　　　第1次テコ　　　　　　第2次テコ　　　　　　第3次テコ
>
> **テコの支点・力点・作用点**
> 手の記号がある所が力点を示し，支点は三角形で支えられている．
> 矢印の大きさは力の大きさを表す．

2．挺子

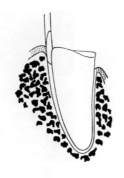

図2-1　挺子の挿入部位
歯根の凸面で強固な歯槽骨があり，広い歯根膜腔のある場所に挺子を挿入する．

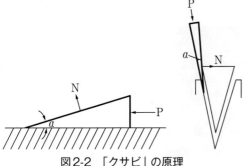

図2-2　「クサビ」の原理
$P=N\sin\alpha$　P：加力　α：傾斜角　N：力

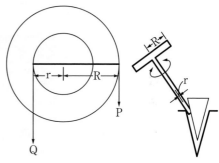

図2-3　「コマ」の原理
$Q/P=R/r$　Q：抵抗　P：加力
R：車輪の半径　r：車軸の半径

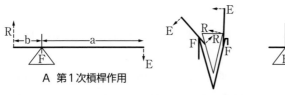

A　第1次槓桿作用　　　　B　第2次槓桿作用

図2-4　「テコ」の原理
$R\times b=a\times E$　R：抵抗　E：加力　a：支点から力点までの距離　b：支点から作用点までの距離

2）概説

　挺子を使用する場合には，まず歯冠と歯頸部にある靱帯（環状靱帯または歯頸靱帯）を切離します（歯周靱帯切離または歯周靱帯剥離）．次いで，挺子の先端部を歯頸部から歯と歯槽窩との間の歯根膜に挿入し，軽く回転運動をさせながら押し下げます（**図2-1**）．この結果，「**クサビ**」（**図2-2**）と「**コマ**」（**図2-3**）の運動を生じ，歯が歯槽窩から浮き上がります（脱臼）．この際，歯を支えている骨の部分（歯槽骨）の縁か隣在歯の歯頸部の骨を支点とする「**テコ**」（**図2-4**）として歯を持ち上げます．単純なテコとなります．コラムでも述べたように，テコの原理には第1次から第3次までがありますが，挺子で利用されるのは第1次と第2次です．

67

第2章　抜歯器具─その奇妙なものたち─

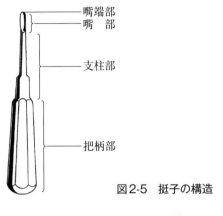

図2-5　挺子の構造

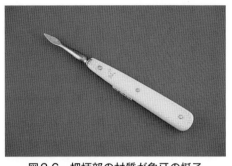

図2-6　把柄部の材質が象牙の挺子
（ジョブソン型またはトームス型）

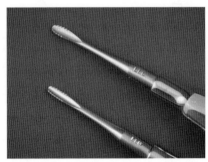

図2-7　溝付き挺子

　すなわち，挺子の作用には，「クサビ」，「コマ」，「テコ」の作用がありますが，通常はこの順番で挺子を用います．
　材質はステンレス鋼やチタンなど金属製です．
　挺子は歯根膜腔に挿入する嘴端部・嘴部，術者が手指で握る把持部，それらを連結する支柱部で構成されています（図2-5）．
　把持部には術者の手が滑らないようにさまざまな形状のものがあり，過去の消毒や滅菌の概念のない時代には，象牙・あこや貝・木などの消毒や滅菌にて材質が劣化するような材料も用いられました（図2-6）．また，初期のプラスチックであるエボナイトなど，特殊な素材を用いた物や特異な形態の物などが愛好家には好まれます．

3）嘴端部・嘴部

　嘴端部を歯根膜腔に挿入後に，左右に少しずつ回転しながら歯根膜腔内に押し進める操作を行うと，コマ作用を繰り返すこととなり，テコ作用とクサビ作用も生じます．
　その結果，歯周靱帯の鈍的断裂と歯根膜腔の機械的拡大が生じ，歯根が歯槽から脱臼されます．このため，嘴端部には歯根断面の曲率に適合するくぼみがあり，嘴端部の曲率によって号数分けがされています．
　一般に使用される挺子は，嘴部の先端が歯根の湾曲に沿った細いヘラ状（丸ノミ状）のものが多く，ギザなしとギザ付き（溝付き）があります（図2-7）．

2. 挺子

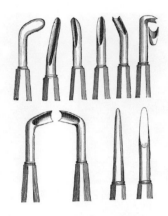

図2-8 さまざまな挺子
(Garretson J.E.: A treatise on the diseases and surgery of the mouth, jaws and associate parts, J. B. Lippincott & Co., 1869より引用)

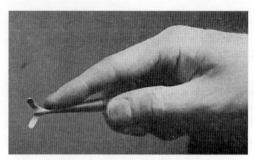

図2-9 クーリッジ型（魚の尾型）
(Wallis C.E.: An atlas of dental extractions with notes on the causes and relief of dental pain, J. & A. Churchill, London, 1909より引用)

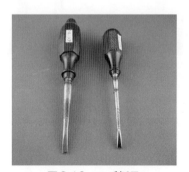

図2-10 二爪挺子

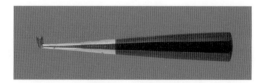

図2-11 三爪挺子

　嘴端部はさまざまに改良されており，多くのオピニオンリーダーが抜歯器具を開発し，さまざまの形態や人名がついた挺子があります（図2-8〜20）．
　さらに，残根用挺子またはルートピックもあります（図2-21〜30）．

第2章 抜歯器具―その奇妙なものたち―

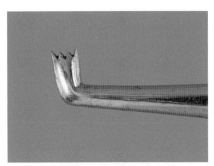
図2-12 四爪挺子

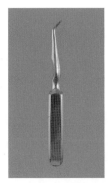
図2-13 羊蹄状挺子

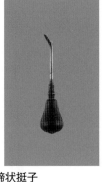

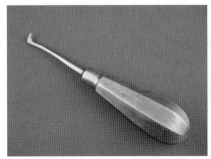
図2-14 鉤状歯根挺子（ノット型）

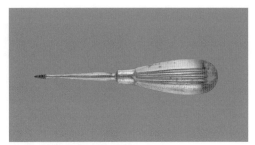
図2-15 ネジ式挺子

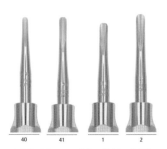
図2-16 ハイドブリンク型

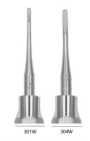
図2-17 セルディン型

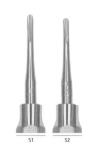
図2-18 カーティス型

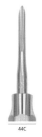
図2-19 ブラッドリー型
転位歯根または第三大臼歯用

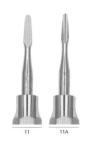
図2-20 スタウト型
第三大臼歯用

（図2-16～20はすべて
ヒューフレディジャパン製）

2．挺子

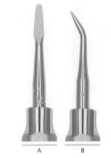

図2-21　コグスウェル型

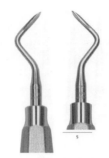

図2-22　シュメッケバイヤー型

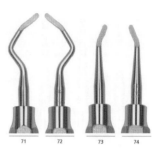

図2-23　ミラー型

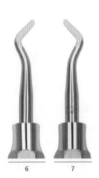

図2-24　ポッツ型

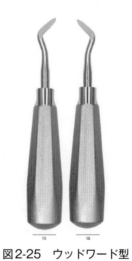

図2-25　ウッドワード型

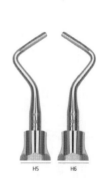

図2-26　ホーリガン型

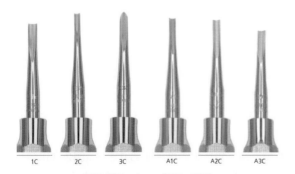

図2-27　クープランド型

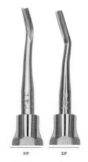

図2-28　フリードマン型

（図2-21～28はすべてヒューフレディジャパン製）

第2章 抜歯器具―その奇妙なものたち―

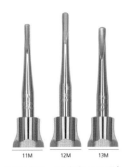

図2-29 マクミラン型
（ヒューフレディジャパン）

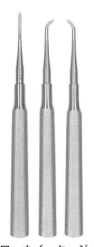

図2-30 ワーウイック・ジェームズ型
（ヒューフレディジャパン）

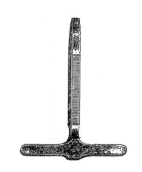

図2-31 パルチ式回転挺子
嘴部が両刃ノミのような形態をしている．（中川大介：歯科外科手術学，第1版，p.164，歯科月報社，東京，1938より引用）

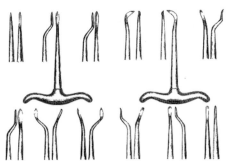

図2-32 ミード式挺子
鉤状に細く改良されたものである．（中川大介：歯科外科手術学，第1版，p.165，歯科月報社，東京，1938より引用）

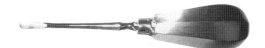

図2-33 スーパーファイン・ペリオカット
薄く鋭い刃の挺子で歯根膜ナイフと挺子の中間の器具．真っ直ぐに挿入していく．テコ作用を行うと器具の破折を招くため，歯根膜腔でのクサビとコマ作用のみで抜歯を行う必要がある．（モリタ）

　このようになれば，どれがどれやら，何がどう違うのか，全く混乱してしまいそうです．おそらく，これらすべてを使用した経験のある歯科医師は存在しないでしょう．
　さらに，後述するＴ字状挺子に口腔外科で有名なパルチやミードが考案した挺子もあります（図2-31，32）．
　また，最近ではスーパーファインヘーベルの名称で，薄く鋭い刃の挺子があります（図2-33）．
　薄く鋭い刃のため，テコ作用が行わないという挺子の定義から外れるものが出てきてしまいました．
　さらには，嘴部が逆ぞりのものもあります．

2．挺子

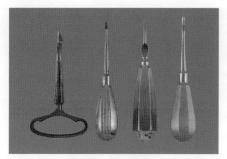

図2-34　把柄部

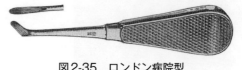

図2-35　ロンドン病院型
把持部が扁平なものである．(Stacy GC: Dental elevators, Principles for safe usage, Sydney University Press, 1968より引用)

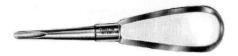

図2-36　D型柄（YDM）
把持部が外形だけのものである．

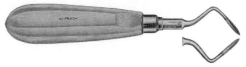

図2-37　ヒューフレディハンドルNo501
把持部はホワイト社のオリジナルのものであり，1990年代にヒューフレディのオリジナル性の確立とクロムと真鍮などとの合金からの材料変更を目的として廃盤とされた．
(Stacy GC: Dental elevators, Principles for safe usage. Sydney University Press, 1968より引用)

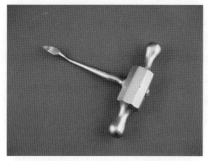

図2-38　レクルース挺子
T字状挺子の把持部に角をつけてある．

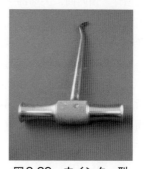

図2-39　ウインター型
T字状挺子の把持部に刻みがある．

4）把持部

　把柄部は洋なし状，六角や八角のものが多く，後端は丸くなっています（図2-34）．しかし，軽量化のためにさまざまな工夫がなされています（図2-35, 36）．さらに，把持しやすいようにも工夫がなされています（図2-37）．

　T字状挺子の把持部は，手掌で持つ円筒形の部分と拇指の基部の腹側があたる部分とに分けられますが，名称は不明です．円筒形の部分は滑りにくくするために工夫されてたものもあります（図2-38, 39）．

　L字状の挺子でも把持部が工夫されています（図2-40, 41）．

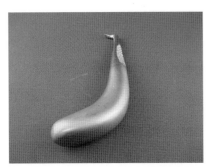

図2-40 クラレンヘバー型

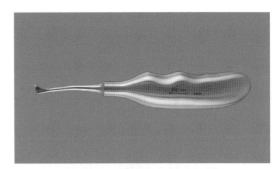

図2-41 ブロファイルハン型
クラレンヘバー型の把持部を改良して，握りやすくするためのくぼみがあるものである．

5）支柱部

支柱部の形態は，**直嘴状**，**銃槍状**，**屈曲状**，**T状**，**歯根除去器**および**羊足状**に分類されます（図2-42）．

わが国では**直嘴状挺子**が主流であり，支軸長軸に対して左右に屈曲するようなものはほとんど使用されません．

嘴部にかけてやや曲がったものは**屈曲嘴状挺子**と呼ばれます．歯頸部を巻くようにして使用しますが，これも歯槽骨と歯の間に尖端部を入れない挺子です（図2-43〜45）．

T字状挺子は支軸の長軸が把柄軸に直角に接合した挺子であり，嘴部が菱形のレクルース挺子と鉤状のウインター型とがあります．さらに，ウインター型の改良型として支軸長軸と把柄軸に角度のついたバリー型もあります（図2-46）．ポッツ型とホーリガン型はT字状挺子の把持部を簡略化したものですが，支柱部はホーリガン型の方が長く作られています（図2-47）．

また，鉤状嘴部と握りの付いた把持部を湾曲した支持部で連結したL字状の挺子にはクラレンヘバー型，鉤状嘴部で直嘴状挺子にPは直線的なクライヤー型（図2-48）とやや角度のついたノット型とがあります．

銃槍状挺子には，嘴部の歯に接する面が内方に向く型と外方に向く型とがあります（図2-49・50）．

支持部には指を乗せるための皿状の突起がある挺子があり，この部位は**サムレスト**と呼ばれます（図2-51）．サムレストをもち支持部に支柱部に角度がついた鉤状歯根挺子には，シャンレマーク クラレン鉤状挺子があります（図2-52）．同一の挺子でも使用する部位により，サムレストのついたものとないものがあります（図2-53）．

2．挺子

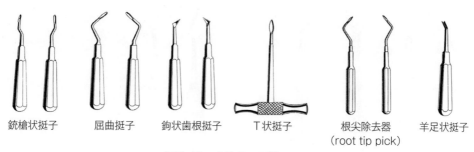

銃槍状挺子　　屈曲挺子　　鉤状歯根挺子　　T状挺子　　根尖除去器　　羊足状挺子
　　　　　　　　　　　　　　　　　　　　　　　　　　　　　（root tip pick）

図2-42　支柱部の形態

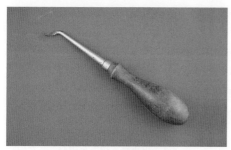

図2-43　屈曲嘴状挺子

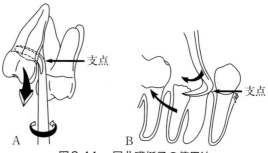

図2-44　屈曲嘴挺子の使用法

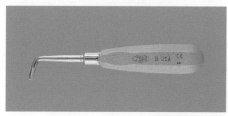

図2-45　エレベーターB型（YDM）
先端が120度に湾曲した屈曲型挺子．臼歯部用の挺子で，開口量の少ない場合や頬側に骨のない場合の口蓋側に使用する．

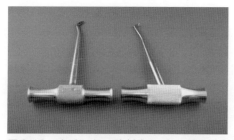

図2-46　ウインター型（左）とバリー型（右）
ウインター型の改良型として支軸長軸と把柄軸に角度のついたものである．

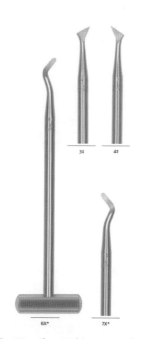

図2-47　ポッツ型とホーリガン型
右上の先端がホーリガン型であり，全体像と左下がポッツ型である．左右がある．　　　（ヒューフレディジャパン）

第2章 抜歯器具—その奇妙なものたち—

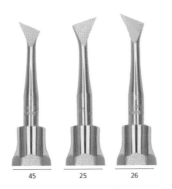

図2-48 クライヤー
（ヒューフレディジャパン）

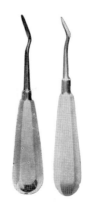

図2-49 銃槍状挺子
（平川正輝：抜歯を中心とした口腔手術, p.21, 永末書店, 京都, 1958より引用）

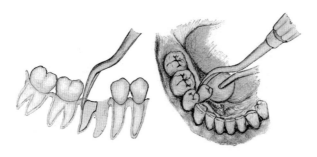

図2-50 銃槍状挺子
（平川正輝：抜歯を中心とした口腔手術, p.21, 永末書店, 京都, 1958より引用）

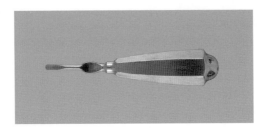

図2-51 サムレスト

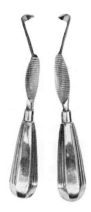

図2-52 シャンレマー
　　　　クラーレン鉤状挺子
　サムレストをもち支持部に支柱部に角度がついた鉤状歯根挺子である．（平川正輝：抜歯を中心とした口腔手術, p.24, 永末書店, 京都, 1958より引用）

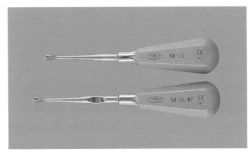

図2-53 NM式　　　　（YDM）

2. 挺子

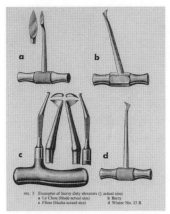

図2-54　ヘビー デゥテイ挺子
　レクルース型，バーリ型，ウインター型
（Stacy GC: Dental elevators, Principles for safe usage, Sydney University Press, 1968より引用）

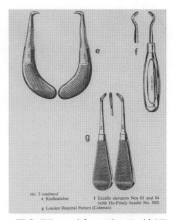

図2-55　ヘビー デゥテイ挺子
　クラレンヘバー型，エクセロ挺子，ロンドン病院型
（Stacy GC: Dental elevators, Principles for safe usage, Sydney University Press, 1968より引用）

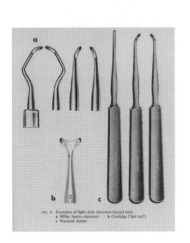

図2-56　ライト デゥテイ挺子
　ミラー根尖挺子，クーリッジ型，ワービック・ジェームス型
（Stacy GC: Dental elevators, Principles for safe usage, Sydney University Press, 1968より引用）

6）分類

挺子には嘴部，支持部および把持部にさまざまな形態と種類があるため，単一の分類で全てを網羅するのは困難です．

(1) 機能による分類

① **ヘビー デゥテイ挺子**：歯の全体または大部分を歯槽窩から摘出する大きな力をかける挺子です（図2-54，55）．

② **ライト デゥテイ挺子**：歯根片スコップとも記載されます．主に中等度の力で破折歯根尖を除去するものです（図2-56）．

第2章 抜歯器具―その奇妙なものたち―

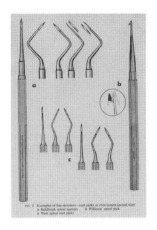

図2-57 ファイン エレベーター
　ハイドブリンク根尖除去器，ウイリアムズ アピカル ピック，ウエスト アピカル ルート ピック
（Stacy GC: Dental elevators, Principles for safe usage, Sydney University Press, 1968より引用）

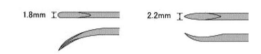

図2-58 ルート チップ エレベーター（左）とルート チップ ピックス（右）の先端の相違

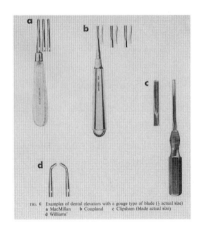

図2-59 丸ノミ型
　マクミラン挺子，クープランド挺子，クリプハム挺子（オーストラリア様式），ウイリアムズ挺子
（Stacy GC: Dental elevators, Principles for safe usage, Sydney University Press, 1968より引用）

③ **ファイン エレベーター**：ルート ピック，ルート ティサーおよび根尖除去があり，ほぼ完全に脱臼している歯根尖を愛護的に歯槽窩から摘出します（**図2-57**）．ここで使用されているルート ピック，ルート ティサー，根尖除去器，アピカル ルート ピックは商品名からきているのか，専門用語としては確立しているのかは明確ではありません．いずれも，根尖部の歯根を摘出するための器具ですが，各々のコンセプトは微妙に異なります．ルート チップ エレベーターとルート チップ ピックスの先端の相違（**図2-58**）．

2. 挺子

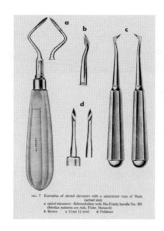

図2-60 槍の穂先型
　根尖挺子，ブラウン挺子，クライヤー挺子，フリードマン骨リーマー
（Stacy GC: Dental elevators, Principles for safe usage, Sydney University Press, 1968より引用）

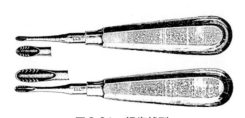

図2-61 鋸歯状型
リンド・レーヴェン挺子

（Stacy GC: Dental elevators, Principles for safe usage, Sydney University Press, 1968より引用）

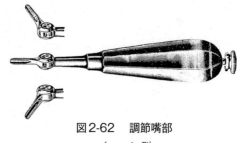

図2-62 調節嘴部
イーマン型

（Stacy GC: Dental elevators, Principles for safe usage, Sydney University Press, 1968より引用）

(2) 形態による分類
① 嘴部の形式による分類
・**丸ノミ型（図2-59）**：多くの挺子がこの様式であり，歯根膜腔に挿入した時に歯根に適合します．また，丸ノミ型は骨削器具すなわち手用ノミとしても使用可能です．
・**槍の穂先型（図2-60）**：尖った先端から骨または歯根膜組織への刺入に用いられます．
・**鋸歯状型（図2-61）**：嘴部全体に溝があるものと嘴部の辺縁にのみ溝があるものとがあります．鋸歯状の嘴部は歯根とかみ合い，挺子効果を増します．
・**調節嘴型（イーマン型）（図2-62）**
・**破片鉗子（図2-63）**：挺子というよりは鉗子なのではないかとも思われますが，p.96のコラム7で紹介しているStacy GCの著書『挺子』には挺子として記載されています．嘴端部を歯根膜腔に挿入して使用するため挺子とされるのではないでしょうか．

第2章　抜歯器具―その奇妙なものたち―

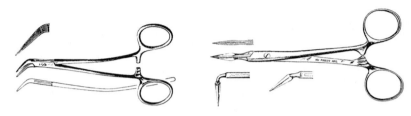

図2-63　破片鉗子
ピート型（左），アーチャー型（右）
（Stacy GC: Dental elevators, Principles for safe usage, Sydney University Press, 1968より引用）

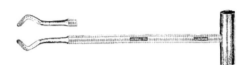

図2-64　ポッツ挺子
（Stacy GC: Dental elevators, Principles for safe usage, Sydney University Press, 1968より引用）

② 把持部の形式

　ルート ティーサーやロンドン病院型挺子などには，把持部を握りやすいように刻み目がありますがこのことが理由での分類はされません．
　3つの異なった形態があります．
・標準型：手把持部の後端は掌に適合しやすいものです．
　　　クープランド（アッシュ）型
　　　ヒューフレディハンドル（No. 501）
・クロスバーハンドル（T字型）
　　　レクルース挺子
　　　ポッツ挺子（図2-64）
・ペンハンドル：長く，細く，直線的な把持部をもつルート ティーサーは執筆状に把持します．
　　　ウエスト アピカル ルート ピック
　その他に，解剖学的グリップと呼ばれる，把持部がより握りやすいものがあり，これにはヒューフレディハンドル（No. 505），ロンドン病院型挺子，クラレンヘバー型があります．
　挺子のコントロールを助ける目的で，軸には指を乗せるための皿状の突起がある挺子があり，前述したようにこの部位はサムレストと呼ばれ，把持部の一部と考えられます．サムレストの付いたものにはトンプソン挺子があります（図2-65）．
　把持部が空洞であるものと充実性であるものがあり，多くは金属性です．ナイロン製の充実性のものもあります．嘴部は金属製であり，把持部が軽量のものでは器具のバランスが考慮されます．

2．挺子

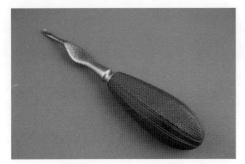

図2-65　トンプソン挺子

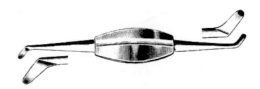

図2-66　ボロン鉗子
（Stacy GC: Dental elevators, Principles for safe usage, Sydney University Press, 1968より引用）

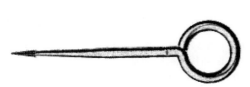

図2-67　ネジ式挺子（ルート スクリュー）
（Stacy GC: Dental elevators, Principles for safe usage, Sydney University Press, 1968より引用）

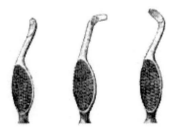

図2-68　トンプソン挺子
（Stacy GC: Dental elevators, Principles for safe usage, Sydney University Press, 1968より引用）

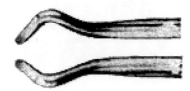

図2-69　ハワード挺子
　ホーリガン型の先端に類似している．
（Stacy GC: Dental elevators, Principles for safe usage, Sydney University Press, 1968より引用）

③　軸の様式
　a．角度つきの部分と厚さ
　アピカル エレベーターのような鋭利な2度曲がった軸は，歯槽内からの経路で口腔内後方の深い位置にある根尖に対しての視認性と到達性に優れています．ハワード挺子のような，幅の厚い軸はヘビー デゥテイ挺子が必要とする強度があります．
　b．両端用
　ボロン鉗子は一つの器具の両端に右用と左用の嘴部を持ちます（図2-66）．
④　分類不明
　・ネジ式挺子（ルート スクリュー）（図2-67）
　・トンプソン挺子（図2-68）
　・ハワード挺子（図2-69）

第2章 抜歯器具—その奇妙なものたち—

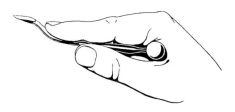

図2-70 レクルース挺子の把持法
(Feldman W.A.: manual of exodontias, 1st ed, Lea & Febiger, Philadelphia, 1926より引用)

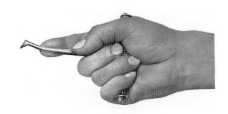

図2-71 ウインター型の把持法
(Winter G.B.: Exodontia, 1st ed, American Medical Book Co, St Louis, 1913より引用)

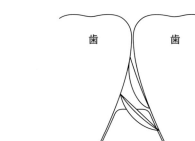

図2-72 レクルース挺子の使用法
(中川大介：歯科外科手術学，第1版，p.151, 歯科月報社，東京，1938より引用)

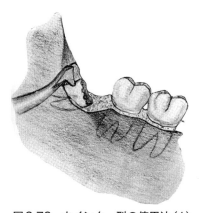

図2-73 ウインター型の使用法(1)
(平川正輝：抜歯を中心とした口腔手術，p.25, 永末書店，京都，1958より引用)

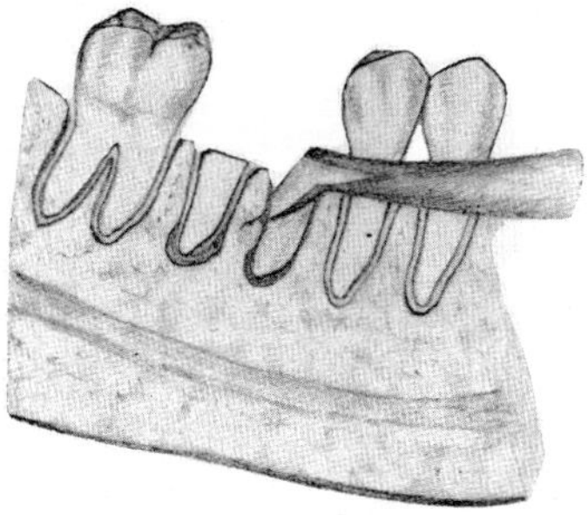

図2-74 ウインター型の使用法(2)
(平川正輝：抜歯を中心とした口腔手術，p.24, 永末書店，京都，1958より引用)

7）T字型挺子の保持法・使用法

T字型挺子の把持部は示指を支柱部に乗せて，円柱部を手掌全体で握ります（図2-70, 71）．

レクルース挺子は歯間部に挿入して使用します（図2-72）．

ウインター型は通常は大臼歯の根分岐部に頬側から挿入して使用するか，根に掘った溝に挿入して根を挺挙します（図2-73）．歯槽中隔を除去して残根を摘出するのに用います（図2-74）．

2．挺子

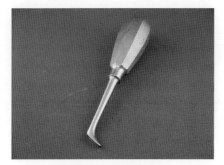

図2-75 羊足状挺子

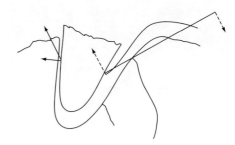

図2-76 羊足状挺子の機械的理論

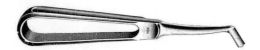

図2-77 屈曲型挺子

(Gibbs J. H.: The extraction of the teeth, 1st ed., E. & S. Livingstone, Edinburgh, 1912より引用)

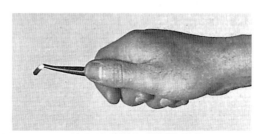

図2-78 屈曲型挺子の把持法

(Gibbs J. H.: The extraction of the teeth, 1st ed., E. & S. Livingstone, Edinburgh, 1912より引用)

8）羊足状挺子

過去には羊足状挺子はV字状の二爪でしたが，近年のものは歯根の局面に沿っています（図2-75）．羊足状挺子は1級テコの原理で作用します（図2-76）．

9）屈曲型挺子の把持法

屈曲型挺子（図2-77）を把持する際には，示指を支柱部に乗せず，把持部を握ります（図2-78）．

10）特殊な挺子

ここまでも，さまざまな挺子について述べてきましたが，今までの説明には収まらない挺子や特別に説明したい挺子などを解説します．

第2章 抜歯器具―その奇妙なものたち―

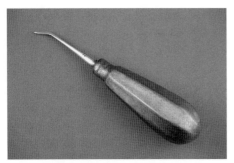

図2-79 クレーンピック

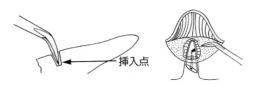

図2-80 クレーンピックの使い方

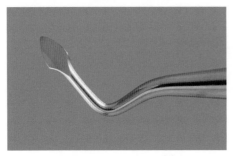

図2-81 ベルナール型

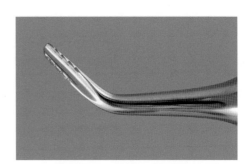

図2-82 リンドレビアン型

(1) クレーンピック

　三角の錐の先端を湾曲したような形態をしています（図2-79）．他の挺子を挿入するための開口部を骨に作成するためにこの形態となっています．歯根に掘った溝，特に下顎第三大臼歯に挿入して根を挺挙する挺子です（図2-80）．

　この挺子も歯根膜に挿入するとの定義からはやや外れたものです．後述する骨リーマーの小型版ともいえるのでしょう．

(2) ベルナール型

　嘴端部がやや大きめの三角形で歯根の湾曲に沿う形になっており，歯周組織を切離するために適した形態の挺子です（図2-81）．

(3) リンドレビアン型

　先端に返しの付いた釣り針状の刃があり，歯根を引っかけて挺挙する挺子です（図2-82）．

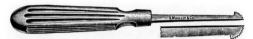

図2-83 ブロフィー型

(Brophy T.W.: Oral surgery, 1st ed., P. Blakiston's sons & Co., Philadelphia, 1915より引用)

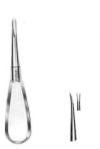

図2-84 日大式エレベーター（YDM）
（昭和56年12月編集のYDMのカタログより引用）

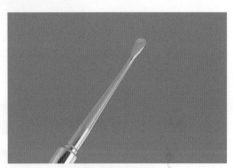

図2-85 NM式　　　（YDM）

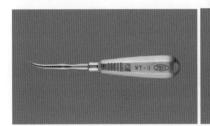

図2-86 逆ぞり挺子　　　（YDM）

(4) ブロフィー型挺子

術前顎矯正を行った口蓋裂の治療で名高い口腔外科医のブロフィーが作製し，著書に記載している挺子です（図2-83）．嘴端が鋸状であり，どのように使用したのかと思わざるを得ない挺子です．おそらく，歯間から歯根膜腔に挿入して使用されたと思われます．

ブロフィーはシカゴに20床の口唇・口蓋裂の専門病院をもっていました．

(5) 日大式（NM式）

先端が薄く，歯根膜腔に挿入しやすく，頰側または舌側の歯根膜腔に挿入し使用する日大式と呼ばれる挺子です．日本大学歯学部の依頼で渡辺製作所が製造していましたが，大量生産の需要に応じるため，YDM社で製造販売するようになりました．初期の製品はD型柄でした．昭和56年12月のYDM社のカタログに日大式として記載されています（図2-84）．

現在のカタログ上ではNM式と記載されています．NM式は日大式ニューモデルの略であり，日大式の先端のバリエーションを増やすために改良しました（図2-85）．舌側からのアプローチのために舌側用挺子すなわち，逆ぞりのものもあります（図2-86）．

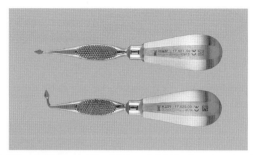

図2-87　ヘルムートツェプフ アピカル ルートエレベータ

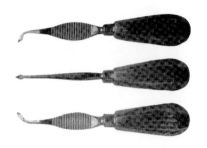

図2-88　ターナー挺子
（平川正輝：抜歯を中心とした口腔手術, p.25, 永末書店, 京都, 1958より引用）

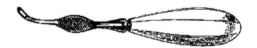

図2-89　トンプソン考案の挺子

(Tomes J. and Tomes C.S.: A system of dental surgery, 2nd ed. p694, J. & A. Churchill, London 1873より引用)

(6) レクルース挺子

1754年レクルースによって下顎智歯の抜去用に開発されました．嘴部が菱形のT字状挺子であり，支柱部の長軸が把柄軸に直角に接合しています．使用法を誤ると強い力が顎骨または隣在歯に加わり思わぬ偶発症を起こすため，改良が加えられ種々の改変型が存在します．

(7) ヘルムートツェプフ アピカル ルートエレベータとターナー挺子

嘴部は歯周組織を切離するために三角形で歯根の湾曲に沿う形になっており，ベルナール型の小型の挺子です．把持部は六角です (図2-87)．

ターナー挺子はヘルムートツェプフ アピカル ルートエレベータに酷似しています (図2-88)．前者は後者の生き残りかもしくは進化形と考えられます．

さらに，ヘルムートツェプフ アピカル ルートエレベータとターナー挺子の全体像はトームスが記載したトンプソン考案の挺子に類似しています (図2-89)．1873年からほぼ200年間愛用される形態とは，まさに"抜歯界の生きている化石"であり，挺子の基本形なのかもしれません．

2．挺子

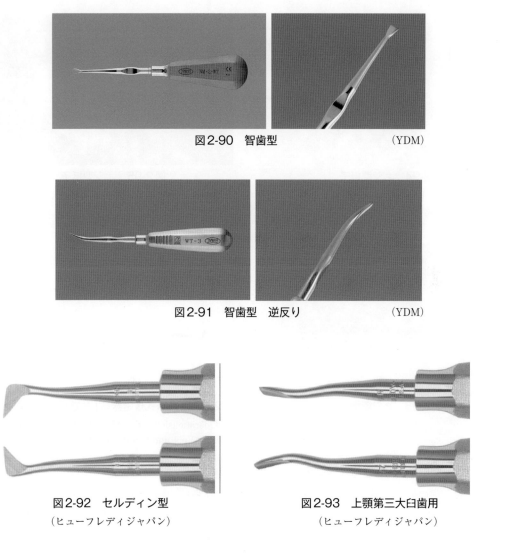

図2-90　智歯型　　　　　　　　　　（YDM）

図2-91　智歯型　逆反り　　　　　　（YDM）

図2-92　セルディン型
（ヒューフレディジャパン）

図2-93　上顎第三大臼歯用
（ヒューフレディジャパン）

(8) 智歯用挺子

　下顎智歯用挺子は支持部が長く，YDM社製の下顎智歯用は全長が通常のNM型挺子に比べ，1cm長くなっています．サムレストがあるため，滑りにくく，力がかけやすくなっています（**図2-90**）．

　下顎智歯の舌側からのアプローチのための逆ぞりの舌側用挺子もあります（**図2-91**）．

　セルディン型には埋伏智歯に有効な小型版があり（**図2-92**），さらに上顎智歯用もあります（**図2-93**）．

第2章　抜歯器具—その奇妙なものたち—

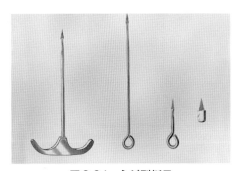

図2-94　ネジ型挺子
(Winter G.B.: Exodontia, 1st ed., American Medical Book Co., St Louis, 1913より引用)

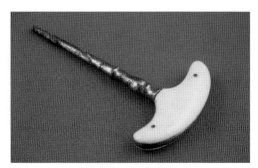

図2-95　ネジ型挺子

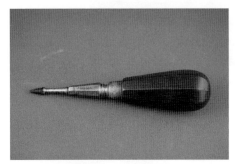

図2-96　ネジ型挺子

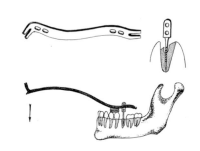

図2-97　「バネ式抜歯器具」とでも呼ぶ器具
(Nasteff D.: Operationslehre der Mund-Kiefer-Gesichts-Chirurgie, p.75, Veb Verlag Volk und Gesundheit, Berlin, 1971より引用)

(9) ネジ型挺子（スクリュー型挺子・ピラミッド型挺子）

　歯槽骨と歯の間に嘴端部を入れるものを挺子とするならば，残根の根管内にネジを差し込むようなルート　スクリューは挺子の定義には当てはまりません．しかし，ネジ型挺子と古くから呼ばれています．また，さまざまな成書にても挺子として扱われています．ルート　スクリューやスクリュー　ポードとも呼ばれ，18世紀後半から19世紀前半には残根の抜去に推奨されていました．

　そこに根管が見えるから，これを使用しない手はないと考えるのは当然なのかもしれません．このタイプの大きく長い挺子は大臼歯部では使用に制限があったため，20世紀初頭からさまざまな形のものが開発されました（図2-94～96）．

　また，この挺子の進化形として，スクリュー型の装置を根管に装着した後に，バネの力を利用して抜去するシステムも1971年に記載されています（図2-97）．

　現在，この挺子に代わり，リーマーを使用する場合もあります（図2-98）．

(10) スクリュー鉗子（複合鉗子）

　19世紀末にルート　スクリューと抜歯鉗子とを合体させたものがスクリュー鉗子（複合鉗子）であり，スクリュー型の装置を残根の根管に装着した後に，この装置をピンにて抜歯鉗子に装着して

2．挺子

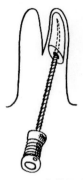

図2-98　リーマーを使用する抜歯法

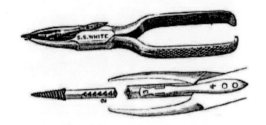

図2-99　ダーンのスクリュー鉗子

(Garretson J E：A System of Oral Surgery, J. B. Lippincott & Co., 1873より引用)

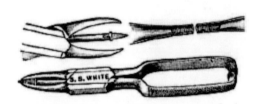

図2-100　ユーリンのスクリュー鉗子

(Garretson J E：A System of Oral Surgery, J. B. Lippincott & Co., 1873より引用)

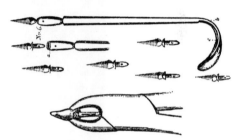

図2-101　歯根ねじ (Serre 1803)

(成田令博：抜歯の文化史，p.142，口腔保健協会，東京，1983より引用)

抜去します．これは抜歯鉗子でしょうか，ルートスクリューなのでしょうか．まったく不思議な器具です．一応機能部がスクリューであり，ルートスクリューのと関係が強いため挺子の項で解説しました（図2-99～101）．

この鉗子を複数所有している方のサイトがアメリカにあります．ぜひ，1本ゆずって欲しいと交渉しましたが，拒否されました．おそらく，国内には1本もないのだと思います．「でも，とっても欲しい」と読者の皆様も思われませんか．

(11) 調節嘴部型 (イーマン型)

把持部後端のネジを緩めると嘴部の角度が自由に動き，ネジを締めると固定されます．嘴部の角度が適応する歯ごとに調節できます（図2-102）．よい発想だと思いますがおそらくは単純な構造の挺子と比較すればかなり高価であったと考えられます．

(12) B型 スピアー

嘴部は槍状の薄く，狭い歯根膜空隙にも容易に挿入できます．歯根膜線維を鋭利に切断・剥離し

第2章 抜歯器具―その奇妙なものたち―

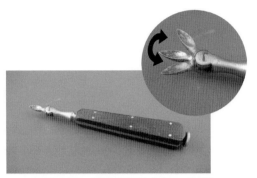

図2-102　調節嘴部型（イーマン型）

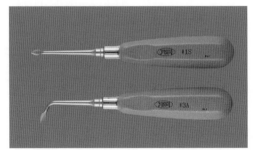

図2-103　B型　スピア　　（YDM）

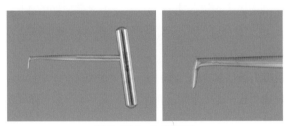

図2-104　L型挺子

ます．デンタルインプラント即時埋入時の抜歯の際に有効とされます．嘴部はヘルムートツェプフアピカル ルートエレベータなどに類似のものです（図2-103）．嘴部が薄いため，テコの作用は使用できません．

(13) L型挺子
　嘴部は湾曲した三角状であり，ポッツ型の支柱部に角度をつけたような形態で左右があります（図2-104）．

2．挺子

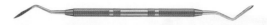
図2-105　両頭のルート チップ ピックス（YDM）

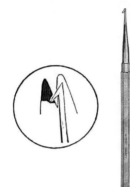
図2-106　特殊なルート チップ ピックス
(Stacy G.C.: Dental elevators, Principles for safe usage, Sydney University Press, 1968より引用)

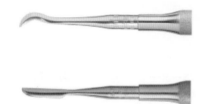
図2-107　ルートチップ エレベーター
（ヒューフレディジャパン）

11）自ら挺子と名乗るものたち
(1) ルート チップ エレベーターとルート チップ ピックス

　前述したようにファイン エレベーターに分類され，歯根尖を歯槽窩から摘出します．各々の器具に使用されている名称が，専門用語としては確立しているのかどうか明確ではないことやコンセプトは微妙に異なります．ルート チップ エレベーターとルート チップ ピックスのいずれも破折歯根や小残根の摘出に用いられます．

① **両頭のルート チップ ピックス**（図2-105）
② **特殊なルート チップ ピックス**：嘴端部が釣り針の返しのような形態となっている特殊なルート チップ ピックスです．これは小臼歯部の槽間中隔の切除に使用します．複根歯の舌側または頬側残根の抜去に際して，嘴端部を反対側の歯槽に入れ，中隔を切除して残根を除去します（図2-106）．
③ **ルート チップ エレベーター**：ルート チップ ピックスと厳密には区別せず，ルート チップ エレベーターとして一括する場合もあります（図2-107）．

第2章 抜歯器具―その奇妙なものたち―

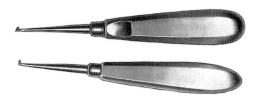

図2-108 バーガー エレベーター
(Berger A: Principles and technique of oral surgery, 1st ed, Dental Items of Interrest publishing Co., New York, 1923より引用)

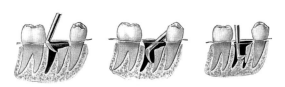

図2-109 バーガー エレベーターの使用法
(Berger A: Principles and technique of oral surgery, 1st ed, Dental Items of Interrest publishing Co., New York, 1923より引用)

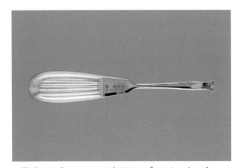

図2-110 エースクラップ エレベーター
(エースクラップ)

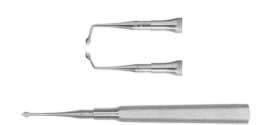

図2-111 バーナード エレベーター
(ヒューフレディジャパン)

(2) バーガー エレベーター

返しのあるルート チップ ピックスとほぼ同様の嘴部と機能をもつ挺子を，バーガーが記載しています（図2-108，109）．

(3) エースクラップ エレベーター

上顎第三大臼歯の近心歯冠の湾曲に沿ったレバー形態のものです（図2-110）．この挺子を用いた歯肉の剥離後に，レバーを智歯と第二大臼歯の間に垂直方向に挿入し，歯肉レベルまで押し込みます．次いでハンドルを回転させ，智歯を遠心方向に脱臼します．歯根膜腔には挿入しないため，これも挺子の定義には外れるように思いますが．

(4) バーナード エレベーター

歯周靱帯切離にも使用し，ペリオストームとしてもルート チップ エレベーターとしても使用できる多目的性の器具です（図2-111）．挺子とは名乗っていますが，挺子の定義とは何なのでしょうか．ここでもまた考えさせられます．

2．挺子

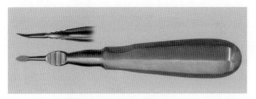

図2-112　ペリオカット
（クロスフィールド）

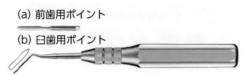

(a) 前歯用ポイント
(b) 臼歯用ポイント

図2-113　ペリオトーム
（YDM）

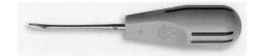

図2-114　ラスクエーター
（クロスフィールド）

(5) ペリオカット

ペリオトームとエレベーターが一体化したもので，ブレード先端から側面上部にかけて刃部があります．歯周靱帯を効率的に切断できるため，より早い抜歯が可能とされます．ストッパー部に指を置くため，力が加わりやすく，無理のない抜歯が行えます．下顎に使用する際は，過度に力を加えないことが必要です（**図2-112**）．

12) 自らは挺子と名乗らないものたち

近年，インプラントの即時埋入などに際して，歯槽骨に対して愛護的に抜歯を行う目的で使用される器具があります．

(1) ペリオトーム

抜歯する際に歯と歯根膜の間に挿入して使用する器具で，ブレードの先端部が細い．歯から歯根膜のみを剥離することにより，抜歯窩周囲の歯槽骨を残すことが可能であるとされます．デンタルインプラントの埋入時に，骨組織の保全が可能で即時埋入に有効とされます（**図2-113**）．

(2) ラスクエータ

歯の長軸方向に対して真直ぐに挿入し，歯に沿わせて歯槽骨を圧迫しながら歯周靱帯を切離します．根長の3分の2程度まで切離していくと，クサビ効果により歯を脱臼できます．テコの作用を使用すると，ブレードの破損や破折を来す可能性があります．刃部にまでチタンコーティングが施され，耐摩耗性・耐錆性・耐久性の向上を図り，シャープニングが不要なものや，デュアルエッジと呼ばれる2段階の先端をもつものもあります（**図2-114**）．

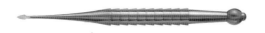
図2-115　Xデズモツール
（マイクロテック）

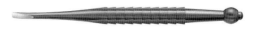
図2-116　Xラクサツール
（マイクロテック）

(3) Xデズモツール セット
① **Xデズモツール**：鏃状の先端部が歯根膜腔に容易に挿入でき，歯周靱帯の切断と初期的弛緩操作に使用します．残根歯の抜去の場合でも，鏃状の先端部が確認しにくい歯根膜腔まで容易に誘導します（図2-115）．
② **Xラクサツール**：歯の弛緩操作・脱臼操作に使用します（図2-116）．

13) 再度，挺子について考える
さて挺子の定義を，先端部を歯頸部から歯と歯槽窩との間の歯根膜腔に挿入し，「クサビ」「コマ」「テコ」の運動を用いて，歯を抜去するための手術器具であるとすると，この定義に当てはまらないものも多くあります．たとえば，スクリュー型，ルート チップ ピックス，屈曲嘴挺子，エースクラップ エレベーター，ペリオトームなどです．
これらすべてを含めて挺子を定義するとすれば，「挺子とは歯の一部または全体を抜去するために，歯根膜腔，根管，抜歯窩または歯間部に挿入する器具」となってしまいます．

14) 挺子の選択について
このように多くの種類がある挺子ですが，挺子に関しての著者の意見は，直と曲の大中小の各3本，特に直と曲の中1本があれば，よほどのことがない限り抜歯には不自由しないと考えています．さらに，特殊なものを多く用意するよりはむしろ，ルートピックの直と銃槍状の左右各1本を用意するのがよいと考えています．
最近のデンタルインプラントの進歩により，歯槽骨に障害が少ない抜歯とのコマーシャルの下で，ペリオトームに代表される薄くて細い挺子がもてはやされ，挺子抜歯が抜歯の基本と誤解する方も多いようです．
しかし改めて，鉗子抜歯は侵襲が大きいのかと考えれば，それは誤りです．歯冠が存在する歯の抜去の原則は鉗子抜歯です．歯周靱帯を切離し，挺子にて脱臼させ鉗子にて抜歯する操作を丁寧に行えば，歯槽骨を支点として圧挫させるのみの抜歯よりは明らかに低侵襲です．

15) 挺子の選択はゴルフの極意に通じる？
前項では，著者の意見を述べましたが，反対意見もあります．**布施貞夫**[*6]はその著書『歯科用小外科臨床の独習』の中で，「道具は種類多くもつこと」と述べています．すなわち，「先賢の知恵を伝承しなければ，その分だけ原始に逆戻りだと思えばよいのですよ．ゴルフのクラブだって，4本でも出来るけれどフルセットを使いコナセる奴の方が腕は上だ」と述べており，この意見にも説得力を感じます．挺子や抜歯鉗子の選択はゴルフの極意に通じるのかも知れません．

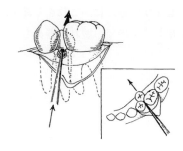

図2-117 破損器具法
(Hayward JR Ed: Oral surgery, 1st ed., p.76, Charles C. Thomas Pub, Springfield, 1976より引用)

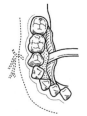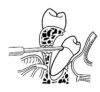

図2-118 破損器具法
(Archer WH: A manual of oral surgery, 1st ed., P173, W.B. Saunders Co., Philadelphia, 1952より引用)

16) 挺子の分類について再考

挺子の分類には，その形態によるものやその機能部である嘴部によるものなどを記載してきましたが，その使用法による分類もあります．すなわち，**追進性，掘挙性および回転性**ですがやや古い感じがしましたのでこのあたりで説明します．

追進性は挺子の嘴端を歯根の表面に当て挺子の長軸方向へ加える力で，歯を歯槽窩より脱出されます．羊足状挺子が該当します．

掘挙性は歯根面と歯槽内面との間または歯根相互の間に嘴端を挿入し，歯槽か歯根を支点として歯根を掘挙します．直嘴挺子と屈曲挺子があります．

回転性は回転性挺子の嘴端の薄い部分を隣在歯または歯槽突起との間に挿入して，隣在歯または歯槽突起を支点とし，回転力を加えて歯を脱出されます．レクルース挺子，パルチ回転鑿，ウインター型およびポッツ挺子があります．

17) 壊れた器具も挺子の代わり？

歯科領域にはさまざまな器具がありますが，先端の細い器具の壊れたものの先端を平らにし，舌側に位置異常した（舌側転位）下顎小臼歯の抜歯に使用する方法がズバリ「壊れた器具法（broken instrument technic）」です（図2-117，118）．この改良した器具を頬側から歯間の隙間またはラウ

[*6] **布施貞夫**：東京高等歯科医学校卒業後，東京医学歯学専門学校医学科卒，前橋医学専門学校（現，群馬大学医学部）教授，前橋医科大学（現，群馬大学医学部）教授，群馬大学医学部教授を経て，神奈川歯科大学教授．著作に『顎・口腔病図譜』，『歯科用近代小外科の臨床』と『歯科用小外科臨床の独習』などがある．

第2章 抜歯器具―その奇妙なものたち―

ンドバーにて開けた穴を通して，抜去する歯を槌打します．さらに，これを下顎小臼歯の埋伏歯に応用する方法もあります．この場合，挺子などを使用しますので，壊れた器具も挺子の一種なのでしょうか？

> **コラム 7　究極のマニア本，その名は？**
>
> 　口腔外科関係の成書は国内外を問わず数多くありますが，その中でも著者がまずマニア本中のマニア本と考えているのは，1冊丸ごと挺子の話という本です．そうです，タイトルはズバリ『挺子 (Dental elevators)』[2] (Stacy GC著) です．
> 　タイトルページの前の宣伝文（？）を含めて64頁という冊子のような本ですが，その心意気はマニア本中のマニア本ではないでしょうか．
> 　本書の特徴として驚くべきことは，挺子の手入れ，すなわち，シャープニングの方法について記載があることです．そういえば，どのような本でもこのようなことは読んだ覚えがありません．
> 　それはそうですよね．やはり先端が摩耗して鈍であるよりは，鋭利な方が歯根膜腔には入りやすいですよね．しかし，あまり鋭利にしすぎると，破折しやすくなります．その時まで，考えたこともありませんでした．汚れを除去し，破折や傷の有無を確認するだけでは不十分なのです．当然，挺子はシャープニングも行うものだったのですね．ただただ，関心のみでした．
> 　あれ，そう言えば，挺子の手入れについて記載してあった和書もありました．布施貞夫著『歯科小外科臨床の独習』[3] には，挺子は毎年研ぎに出すとの記載があります．
> 　さらに，チタン製挺子の特徴の一つに，シャープニングが不要なことが挙げられています．
> 　本書でも「挺子」の内容は大いに参考にしていますが，興味のある皆さんにはぜひ一読をお勧めします．ただし，同書を読んだ段階で，あなたもマニアに仲間入りすることは確実だと思いますが．

3 歯根を摘む器具

残根の抜去時や下顎埋伏智歯の歯根の摘出時などに，プライヤーまたはピンセットで歯根を把持して落とした経験は多くの方のあると思います．このために，専用の器具があります．

1）抜去用ピンセット
破折歯根または残根を歯槽窩から取り出す時に使用します（図3-1）．

2）ルートピッカー
左右の先端に各々1対の爪があり小さくてつかみにくい歯根を簡便に把持し除去します．また，把持部には手になじんで滑りにくくするために，ホール加工が行われています（図3-2）．

3）歯根把持鉗子（ルート グリップ フォーセップス）
歯根摘出用の鉗子です（図3-3）．

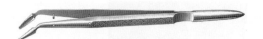

図3-1　抜去用ピンセット
（Winter G.B.: Exodontia, 1st ed, American Medical Book Co., St Louis, 1913より引用）

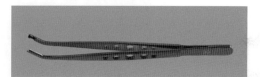

図3-2　ラスクエーター・ルートピッカー
（クロスフィールド社）

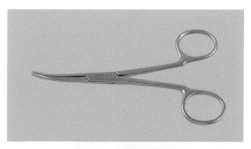

図3-3　歯根把持鉗子
（マーチン社）

第2章 抜歯器具─その奇妙なものたち─

コラム 8　シーボルトの抜歯器具

　1796年，ドイツのヴュルツブルグ市で誕生したフィリップ・フランツ・バルタザール・フォン・シーボルトは，父が教授であったヴュルツブルグ大学において医学を修め，1820年に卒業しました．その後，オランダ領東インドシナ陸軍外科少佐に任ぜられ，1822年9月にロッテルダムを出航，バタヴィアン到着後間もなく出島オランダ商館医に任ぜられ，1823年8月に出島に到着しました．

　抜歯鉗子類は当時の最新式のものでオランダにおいて準備したものと考えられています．歯鍵1，挺子1，メス1，抜歯鉗子3から成るこのセットは錬鉄によって作られ，メッキされたものと思われます．

　シーボルトが持参した歯科外科器具のオリジナルは長崎県立美術博物館蔵に展示されており，複製品を長崎県歯科医師会が所蔵しています．下の写真はYDMが複製した抜歯鉗子です．

　一度，実際の抜歯に使用してはみたいものですが，これは妄想でしょう．せめて，手にとってはみたいものです．

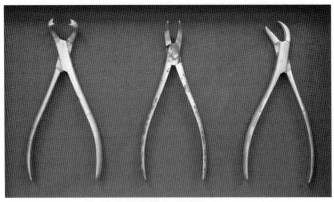

シーボルトの抜歯鉗子（複製）（YDM社所蔵）

4 歯周靱帯剥離・切離に使用する器具

　歯頸部近くでは，セメント質と歯肉縁および歯間乳頭は強靱な歯肉セメント質線維や中隔横断線維束で結合しているので，抜歯に際しては，まずこの線維束を剥離または切離しなければなりません．

　歯頸部線維束を切断しないまま抜歯を始めると，抜歯鉗子の嘴部を正確に適合させられないので，抜歯運動時に抜歯鉗子が滑り，歯肉縁を挫滅させます．

　また，歯頸部線維束は歯根膜線維と異なり脱臼運動では離断されないので，そのまま抜歯を強行すると歯周軟組織に剥離創や裂創を生じます．

　この操作には，通常はメスや挺子を用い歯頸部全周を確実に剥離します．著者は長く挺子での剥離を行ってきたので歯周靱帯剥離との用語を好みます．学生や初心者に抜歯を教える際には，挺子で歯頸部全周を剥離した後に，歯根膜腔に挿入する必要性をしつこく聞かせています．

　さて，なかにはエキスカベーターまたはエキスプローラーを使うと便利とする方もいます．しかし，後者を使用する場合には破折に注意しなければなりません．

　最近では，著者は先端が鋭利な三角形をなしている歯根膜メスの使用を勧めています．また，著者の若い時代には歯齦剥離子でしっかりと剥離しました．いずれも，なかなかの優れものであると考えています．歯肉上縁を歯と切り離す抜歯用チゼルが国産のものもあるとの記載もあります（図4-1～3）．

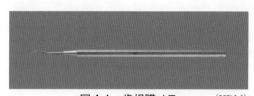

図4-1　歯根膜メス　　（YDM）

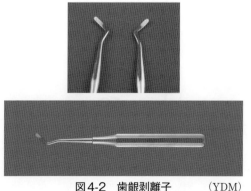

図4-2　歯齦剥離子　　（YDM）

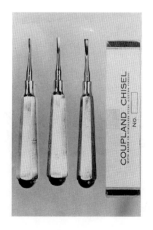

図4-3　歯科用チゼル
　歯冠周囲の歯周靱帯剥離・切離に使用します．
（布施貞夫：歯科用小外科臨床の独習，p.12，永末書店，京都，1981より引用）

5 下顎智歯の抜去に使用される器具

1) インパクター（エンジン起動式外科用ノミ）

埋伏智歯の歯冠分割や骨削に際して，ハンドピースに接続し，ノミ状の先端にて歯または骨を槌打する器具です．骨の除去，歯の切断および歯の提挙を行います．歯の切断は瞬間的衝撃にて行われるので，手術時間は大幅に短縮されます（図5-1, 2）．先端は交換式で多くの種類があり，非常に便利な器具であったようです．しかし，構造が複雑で故障も多くかつ輸入品であり高価なため（価格は不明です），販売台数も少なかったようです．

『最新口腔外科』（医歯薬出版）は第1版（1971年）から第2版（1974年），第3版（1986年），第4版（1999年）が発行されていますが，第3版以後はインパクターの記載がなくなっています．他にいくつかの国内文献に記載があり，1950年代に重用されたと考えられます．しかし，精力的に渉猟してみましたが，後述する類似のオートマレット・チゼルは外国文献にありましたが，インパクターは見あたりません．国産ではないのに不思議なことです．

2) オートマレット・チゼル

インパクターをコンパクトにした器具です．1945年発行の成書に記載があります．形から金箔

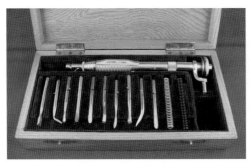

図5-1　インパクター

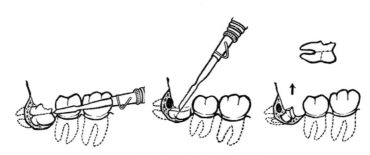

図5-2　インパクターの使用法
（平川正輝：抜歯を中心とした口腔手術, p.28, 永末書店, 京都, 1958より引用）

5．下顎智歯の抜去に使用される器具

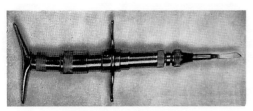

図5-3　オートマレット

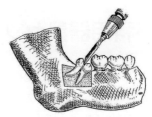

図5-4　オートマレット・チゼルによる歯の分割

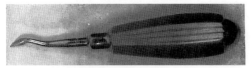

図5-5　骨リーマー

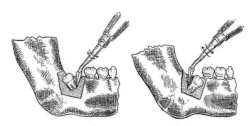

図5-6　骨リーマーの使用法

(図5-3〜6は，Durbeck W.E.:The impacted lower third molar, Dental Items of interrest publishing co. Inc., 1945より引用)

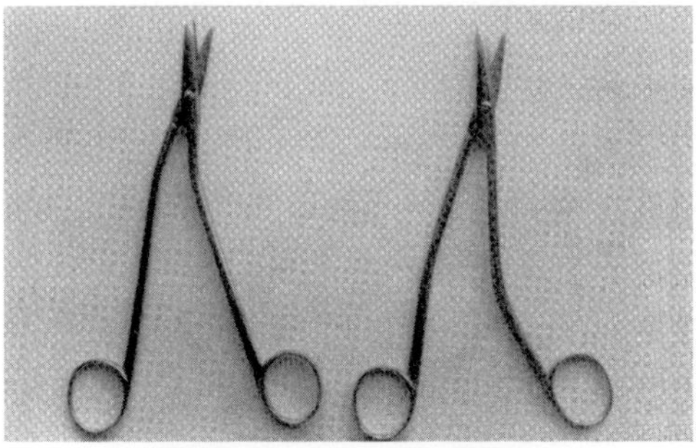

（新型）　（旧型）
図5-7　池尻式鋏

(池尻　茂：下顎埋伏智歯抜去時に用いる歯肉弁切除鋏と大口蓋孔拡大用骨鉗子について，九州歯誌，18（3・4）：198，1965より引用)

充填器を思わせます．こちらのものは使用法の記載が詳細にされています．インパクターの方が発展型なのでしょう（図5-3，4）．

3）骨リーマー
　先端がキリになっている器具です．近心または遠心傾斜した下顎智歯の遠心また近心の骨を，キリのような動きで除去します．頰舌側の骨皮質が保存できますが，力を入れすぎての下歯槽管の損傷には注意する必要があります．電動器具の発達と共に使用されなくなったようですが使用すると使い勝手はよいのかも知れません．クレーンピックはこの改良小型版なのでしょうか（図5-5，6）．

4）池尻式鋏
　下顎智歯抜去時に，遠心切開を完全閉創するのか一部開放するのかによって，術後腫脹に差が生じます．一般には，一部開放の方が術後腫脹は少なくなります．この鋏は遠心切開部歯肉の一部を切除するためのものです（図5-7）．

第 2 章　抜歯器具—その奇妙なものたち—

6　外科用器具セット

東京医科歯科大学 伊藤秀夫教授指導による歯科小手術用器具があります**（図6-1）**．歯界展望別冊『抜歯』（医歯薬出版，1969年）と『抜歯の臨床』（医歯薬出版，1979年）に，その広告があります．セットの内容は以下のようです．

①歯科用点薬針，②歯科用消息子，③無鉤ピンセット，④有鉤ピンセット（兼骨止血器），⑤骨膜刀（骨メス），⑥尖刃刀，⑦斜刀（中村式・左右各1本），⑧両頭鋭匙（直曲各1本），⑨板状骨ノミ（平ノミ）（両刃，片刃各1本），⑩溝状骨ノミ（丸ノミ），⑪骨膜剥離子（骨膜起子），⑫粘膜剥離子，⑬残根用エレベーター（直および左右各1本），⑭骨鉗子，⑮持針器（フランス式），⑯歯肉鋏（糸切兼用），⑰無鉤止血鉗子（ペアン鉗子），⑱有鉤止血鉗子（コッヘル鉗子），⑲小型槌，⑳縫合糸，㉑骨バー（スタンプバー），㉒縫合針

やや大型の2種類のピンセットがありますが，外科有鉤ピンセット（兼骨止血器）は，先端を閉じると平坦な面となります．骨からの出血をこの先端で骨面を挫滅して止血するものです．

フランス式持針器は，マチュー型持針器のことです．著者は詳しくは知りませんが，マチューというフランス人歌手がいるようです．おそらくマチューがフランス人のようなのでこのように呼んだのでしょう．これもやや大型のものです．

骨膜刀（骨メス）は，肉厚の円刃のメスです．著者の学生時代では下顎智歯抜去の際の切開にはメスを骨にあてて行うことから，尖刃刀では先端が屈曲したり，破折したりするため刀刃は肉厚の

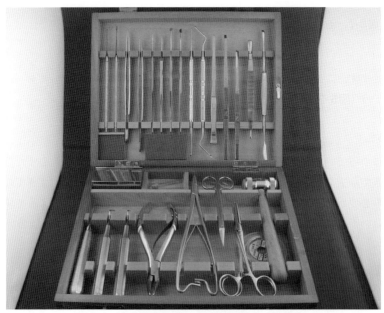

図6-1　東京医科歯科大学式外科器具（伊藤式）

6．外科用器具セット

ものを歯肉骨膜刀として使用し，教科書にもこのように記載されていました．最近ではディスポーザブルのメスやメス刃を使用することが多いため，ほとんどみることはなくなりました．
　一方，尖刃刀は歯間乳頭を切開するのに，斜刀（中村式）は左右1対で歯頸部などの切開に適しています．
　ノミは平ノミの両刃と片刃および丸ノミの計3本です．骨膜剥離子（骨膜起子）と粘膜剥離子はきちんと区別して納められています．止血鉗子もやや大型のものです．この他に，洗浄用の注射器と骨ヤスリがあれば，難抜歯や埋伏歯の抜去を含めたほとんどの口腔内小手術を可能にする内容です．

コラム 9　使用され続ける優れものと消えた器具の復刻

　布施貞夫はその著書『歯科小外科臨床の独習』[4]のなかで，金森虎男先生が使った爪磨き式の骨膜剥離子を便利なものとして記載されていますが，図示はされていません．
　そこで，金森の著書『口腔外科学』[5]で確認すると，224頁にこれに該当すると思われるものが歯肉剥離器として記載されています．この形式の剥離子は現在でもYDMから骨膜剥離子#13として販売されており，確かに著者も愛用していますし，多く方に愛用されています．また，前述の外科用器具セットにも含まれています（**下図-上**）．
　さらに，頁を進めると228頁に金森式縫合器と金森式送糸器が記載されています．歯肉剥離器については金森式と明記されてはいないため，金森の考案ではないと考えられます（**下図-下**）．また，これと同様のものを島峰両頭剥離子と記した著書もあります[6]．この島峰は**島峰　徹**[*7]だと思われます．
　さて，金森式縫合器の図を見て著者が想像するには，縫合部の歯肉を鑷子にて合わせて把持した後に，縫合器を歯肉に通します．その後，先端の返しの部分に縫合糸を置き，縫合器を引けば縫合糸が目的の位置に貫通することとなります．
　送糸器については，縫合糸の手前を用手にて把持し，送糸器先端のＵ字型の部分に縫合糸をはさみ，縫合器の返しの部分に縫合糸を置いたと考えられます．

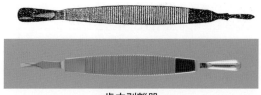

歯肉剥離器
（上：金森虎男：口腔外科学，第1版，p.224．歯苑社，東京，1949．　下：YDM社製）

第2章 抜歯器具―その奇妙なものたち―

　当然使用したことはありませんが，針の通過する部位の損傷がやや大きいとの欠点はありますが，縫合しにくい場所では使いやすい優れものではないかと思います．
　どこか復刻版を作ってくれる会社はありませんか．

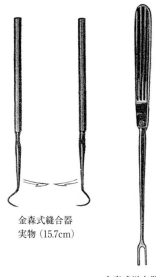

金森式縫合器
実物（15.7cm）

金森式送糸器
実物（21.8cm）

金森式縫合器
（金森虎男：口腔外科学，第1版，p224，歯苑社，東京，1949より引用）

---

*7 **島峰　徹**：明治10（1877）年誕生．明治38（1905）年東京帝国大学医科大学を卒業後に同大学院に入学，明治40（1907）年ベルリン大学歯学科に入学，一般歯科過程を終え，口腔外科学および歯牙の病理学を研究した．次いで，明治42（1909）年ブレスラウ大学（現ポーランドのヴロツワフ大学）に転じ，バルチ教授の助手となり歯牙病理組織学と保存療法学科で学んだ．その後，同大学解剖学教室で研究し，明治44（1911）年には衛生学を学ぶ．文部省在外研究員となり，万国衛生博覧会（ドレスデン開催）・ドイツ中央歯科医学会において研究発表した．明治45（1912）年，ベルリン大学歯科医学科内学術研究科主任，大正3（1914）年万国歯科医学会（ロンドン開催）の日本代表，第一次世界大戦勃発によりアメリカに転じ，フィラデルフィアのペンシルベニア大学に滞止し，大正3（1914）年に帰国した．
　東京帝国大学医科大学歯科学教室講師，医学博士学位を授与され，大正4（1915）年医術開業試験委員，『医術開業試験附属病院』歯科医長に任じられた．大正6（1917）年歯科が分離独立した『文部省歯科病院』が設立され院長に就任，昭和3（1928）年『東京高等歯科医学校』が創設され，学校長となった．昭和19（1944）年医学部が併設され，『東京医学歯学専門学校』に改名されるも引き続き校長として職を全うし，昭和20（1945）年逝去した．

7 歯肉（切断）鉗子

　歯肉鉗子とは第三大臼歯遠心部の歯肉を鉗除するためのもので，智歯周囲炎の消炎のために用いました．文献で記載器具に差があるため，好みの差が強い器具ではなかったかと思われます．当然，先端の形態から組織鉗子または生検鉗子からの応用と考えられます．当時でも，歯肉を止血鉗子にて把持してメスにて切除する方法も記載されてはいますが，止血の点からは鉗子の方が有利であったのかもしれません．また，照明なども考慮する必要があるのでしょう．
　クーリオ型（図7-1），ウードハウヒ型（図7-2），ブクンド型（図7-3）があります．

8 挺子型のノミ

　なぜ，このようなものが存在するのかと疑問に思うのが，挺子のような把持部を持つ平（片刃）ノミです（図8-1）．明らかにノミである証拠としては，把持部の尾部に槌の力を受ける突起があり

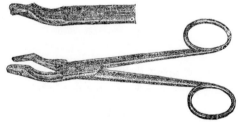

図7-1　歯肉（切断）鉗子クーリオ型
クーリオ型では先端はやや細くなっている．
（入戸野賢三，佐藤運雄：口腔外科学，p.168，文光堂書店，東京，1920より引用）

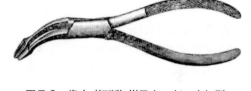

図7-2　歯肉（切断）鉗子ウードハウヒ型
ウードハウヒ型では先端はやや細くなっている．
（福島尚純：口腔外科学第1巻，第1版，p.415，歯科学報社，東京，1915より引用）

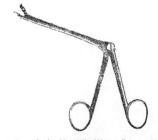

図7-3　歯肉（切断）鉗子ブクンド型
ブクンド型の先端は丸くなっている．
（新井千代之助：新撰口腔外科学　上巻，p.169，育杏会，東京，1915より引用）

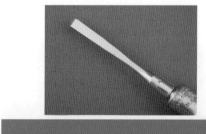

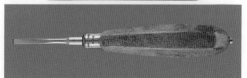

図8-1　挺子型のノミ

ます．この器具もどこにも記載のないものです．挺子のような把持部が把持しやすいとは思われず，また器具の整理上は他の挺子との区別が付きにくい方がやっかいだと思います．なぜ，挺子のような把持部をもつのかは謎としか言いようがありません．国外から取り寄せた複数の挺子に混じっていました．

9 最新の器具

1）進化する現在の抜歯鉗子
（1）フィジックス鉗子
　最近，「抜歯術の新しい標準」，「1分間抜歯」，「200年以上間の抜歯術において最も刺激的で革新的な進歩」，「最も使いやすくて臨床的に効果的な抜歯器具」などと宣伝されている鉗子です（図9-1，2）．前述したフィジックス氏の下顎智歯用鉗子とは異なる鉗子です．

　ゴムをつけたバンパーで頰側骨を保護し，これを支点として舌（口蓋）側の歯頸部を作用点として嘴部を当てて抜歯します．簡単かつ低侵襲に抜歯でき，インプラントの即時埋入が可能とされています．

　しかし，あれれ，よく見ると後述する歯鍵か，前述した嘴部開放法の蘇りのような気もしますが，私の思い過ごしでしょうか．

（2）ミッシュ　パワーエレベーター
　歯を把持する側（ベアー　クロウ）と支板となる側（パッド）の先端で歯を挟むだけで，揺さぶらずに抜歯を行います．パッドが歯槽骨を保護し，骨壁の破壊を防止するため，周囲組織の破壊を最小限に抑え，インプラントの即時埋入を有利にするための器具です（図9-3，4）．

　しかし，これもよく見ると歯鍵か嘴部開放法の蘇りのような気もしますが．

（3）GMX 69 鉗子
　アッパー　ルート　チップ　エクストラクション　システムは上顎の歯肉縁下の破折根または残根を骨削せずに抜歯する方法です．専用の剥離子にて上顎の頰側と口蓋側で粘膜骨膜弁を剥離し，専用

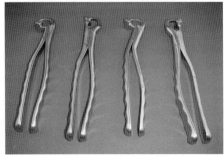

図9-1　フィジックス鉗子

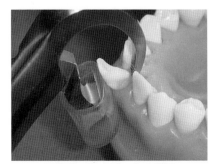

図9-2　フィジックス鉗子

9．最新の器具

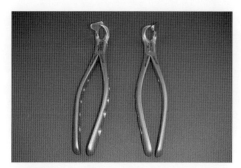

図9-3　ミッシュ パワーエレベーター

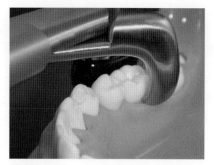

図9-4　ミッシュ パワーエレベーター

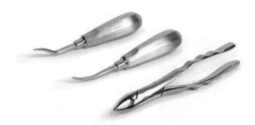

図9-5　GMX 69 鉗子
(http://www.youtube.com/user/goldenmisch#p/u/6/JprZR6pr3FA)

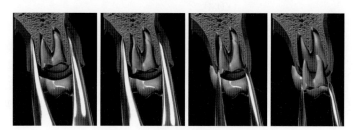

図9-6　GMX 69 鉗子の使用法
(http://www.youtube.com/user/goldenmisch#p/u/6/JprZR6pr3FA)

の鉗子（GMX 69 鉗子）にて頬側と口蓋側の骨を挟み，骨を絞るようにし，非外傷的に上顎の歯根を抜去します（図9-5，6）．

(4) 抜歯鉗子　クロー

最近，発売された器具で嘴端についた4つの爪で歯を安定保持し（図9-7），嘴部内面のギザにてスパイク効果を発揮する（図9-8）とされる抜歯鉗子です．さらにハンドル スプリングをもち，コントロールが容易とされます（図9-9）．このため，従来のような指を使った抜歯鉗子把持法が不要

第2章 抜歯器具—その奇妙なものたち—

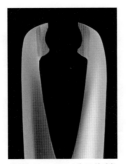

図9-7　4つ爪の先端
(YDM)

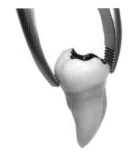

図9-8　ギザ部による把持
(YDM)

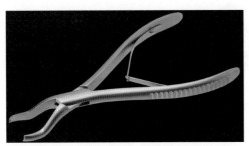

図9-9　上顎大臼歯用抜歯鉗子クロー
(YDM)

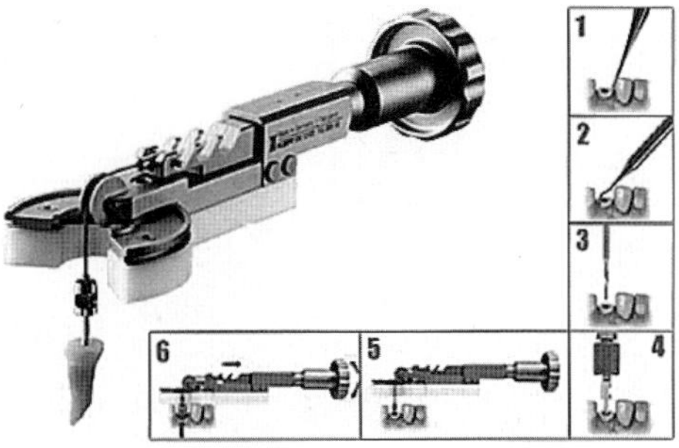

図9-10　ベネックス 2
(マイクロテック)

とのコンセプトです．乳歯用と永久歯用がありますが，永久歯用でハンドル スプリングをもつものはまれです．

　嘴端はルートピッカーを連想させ，歯頸部の解剖学的形態とのコンセプトとは異なります．

2）新しい抜歯システム：ベネックス 2

　即時埋入デンタルインプラントのために，歯周組織を損傷せず抜歯するシステムです（図9-10）．

　スクリュー型挺子，根管にリーマーを食い込ませて引き抜く方法やランドバーを根管の脇に食い込ませて引き抜く方法での抜歯を大がかりにしたようなシステムです．

　一度は試してはみたい方法ですが，高価な点と力点の歯がしっかりしていることが必要な点が欠点です．インパクターと同じような運命をたどり，幻の器具にならないようにと切に願います．

　前述したバネの力を利用して抜去するシステムに類似しているような気もしますが．

3）ルート エクストラクター

　ズバリ，スクリュー挺子復刻版です．把持部が長いので適応は前歯部などに限定されると考えられます（図9-11）．

9．最新の器具

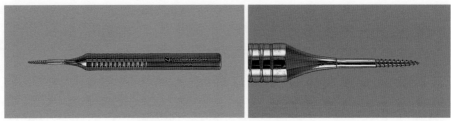

図9-11　ルート エクストラクター
左：全体像
右：先端はスクリューとなっている．

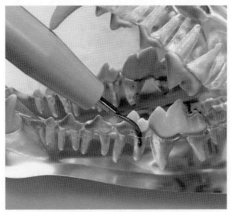

図9-12　ゴルツチップ
（オサダメディカル）

4）将来の抜歯法？

　獣医用の動物の抜歯法です．超音波の力にて歯根膜線維自体または歯根膜を歯根面から切離し，歯槽骨と歯根面の間に隙間をつくり，エレベーターを挿入しやすくします．歯石除去用の超音波スケーラーに歯根膜剥離用のゴルツチップを装着します（**図9-12**）．

　現在，一部ではヒトでも歯槽堤温存のために行われています．将来は非侵襲的な抜歯法としてヒトでも普及する可能性はあると思います．

10 歴史上の器具

　最も原始的な抜歯法は，動揺の著しい歯を指で抜いたと想像されます．また，釘抜きが抜歯に応用されたことも想像されます．しかし，釘抜きを抜歯器具と認定することはできませんね．

　一方，動揺が少なく，疼痛のある歯の治療に効果的な方法がなかった時代には，抜歯により除痛することが一般的な方法でした．しかし，麻酔がない（発見されない）時代には，抜歯時の疼痛は現在のわれわれの想像を絶するものがあったようです．なにしろ，抜歯は古代から拷問や通過儀礼に用いられたのですから当然です．

　近代ヨーロッパでも麻酔がない時代には，患者が疼痛に堪えかねて出す大きな叫び声を消すために，ドラムを叩かせたりトランペットを吹かせたりすることもあったそうです．

　このため，効果的に抜歯する器具が開発され続けました．この項では過去の器具について記載します．

1）古代

　医聖ヒポクラテス（BC460～377）が，最初に抜歯について記載したとされています．

(1) オドンタグラ

　アテネ国立美術館蔵のギリシャ時代の長さ64mmの鉛製の抜歯鉗子です．ガレン（130～218）が神殿に奉納したとされています．鉛製の小型のものが実際の抜歯に使用できたかとの疑問もあります．しかし，実物大の複製で，模型上で抜歯を試みると，鉗子全体が口腔内に入り，臼歯部の歯冠も把持できるとのことです（図10-1）．

　少しマンガ風に表現すると，「古代歯科の偉大なる遺物オドンタグラの勇姿を見よ」とでもなるのでしょうか．

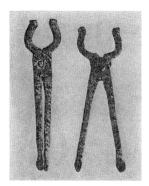

図10-1　オドンタグラ
（成田令博：抜歯の文化史，p.63，口腔保健協会，東京，1983より引用）

10. 歴史上の器具

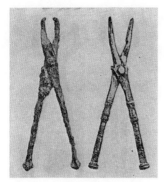

図10-2　リザグラ（左）と
　　　　フォーフェックス（右）
（成田令博：抜歯の文化史，p.64，口腔
保健協会，東京，1983より引用）

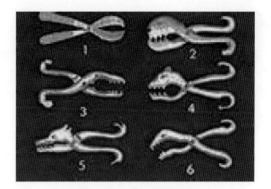

図10-3　ダンタサンカ
（aichi8020.net/museum/PDF/special12.pdf）

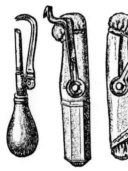 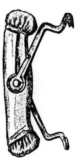

図10-4　フォシャールのデンタル
　　　　ペリカンと「かけがね」
フォシャールが「かけがね」と称
した抜歯器械（左）とペリカン
（成田令博：抜歯の文化史，p.146，口
腔保健協会，東京，1983より引用）

(2) リザグラとフォーフェックス

古代ローマ時代の鉄製と青銅器製の抜歯鉗子です．ケルズス（BC30～AC50年頃）の著書のなかで，残根を抜くための特殊な抜歯鉗子とも記述されています．抜歯鉗子としての特徴は明らかではありません（図10-2）．

(3) ダンタサンカ

古代インドの医学書から復元された抜歯鉗子です．動物の頭に似た形をしており，4番目の鉗子には「ネコ」，5番目の鉗子には，「ジャッカル」という名称がつけられています．どのように使用したのでしょうか．それ自体が謎のような気がします（図10-3）．

111

コラム 10　抜歯と不可分な麻酔

　麻酔法のない時代での抜歯は，歯周病などでかなり動揺した歯以外の抜歯はかなり困難なものであったと思われます．このため，歯科医師の麻酔に対する関心も高く，1844年にはアメリカの歯科医師ウェルズが亜酸化窒素を自分で吸い，智歯の抜去を自分自身で行い，無痛を確認しましたが，後に公開実験には失敗しています．

　その後，エーテルデーとして有名な1846年10月16日に，ボストンのマサチューセッツ総合病院で歯科医師モートンが，エーテル麻酔の公開実験に成功しました．それをうけて，外科医や歯科医は競って臨床応用し，はじめは無痛的に手術ができる素晴らしい結果に満足していましたが，間もなく不快事項が多発し，死亡例も生じました．

　これを機に，クロロホルムが導入されましたが，1848年にトームスはクロロホルム麻酔による死亡例を挙げ，「少しの痛みを与えるだけで抜歯できる場合には，危険の多い麻酔は使わない方がよい」という考えを述べています．

　抜歯の症例が多くかつ適確な麻酔法のなかった時代には，手早い抜歯が患者の苦痛を少なくすることにつながり，抜歯は患者のみならず歯科医師にとっても悩みの種であったと考えられます．

　一方，局所麻酔法は1853年の注射器・注射針の開発を待たねばなりませんでした．現在のような注射による局所麻酔が普及したのは19世紀末のことです．

　つくづく，無麻酔での抜歯を行わなくてもよい現代の歯科医師でよかったと思っています．

10. 歴史上の器具

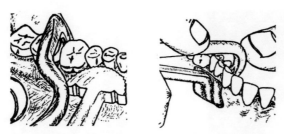

図10-5　デンタルペリカンとかけがねによる抜歯法
(成田令博：抜歯の文化史，p.146，口腔保健協会，東京，1983より引用)

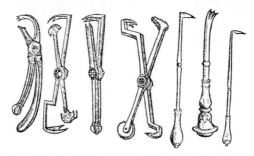

図10-6　パレの全集による抜歯鉗子，ペリカンと挺子（1564年）
(成田令博：抜歯の文化史，p.139，口腔保健協会，東京，1983より引用)

2) 中世・近世
(1) デンタルペリカン

　ギィ・ド・ショウリアク（1300～1368年）が，樽作りの道具をヒントに発明したものとされますが，類似の器具は以前より存在していたようです．嘴が内部に曲がり，胴状の広い丸みがあり，歯に当てると支えとなる支柱の形状が上嘴と喉袋に類似しており，ペリカンと呼ばれました（**図10-4**）．

　近代的な麻酔のない時代では，短時間で抜歯が終わることが重要な要素の一つであり，抜歯力の支点を歯肉とするために，歯肉を損傷することや誤抜や歯根破折などの欠点がありました．このように，現在でも抜歯の偶発症とされるものが，当時からも指摘されていました（**図10-5**）．

　16世紀には，近代外科学の父といわれるアンブロワーズ・パレ（1510～1590年）の全集のなかに，抜歯鉗子1個，ペリカン3個とエレベーター1個の図が掲載されており，ペリカンが普及するようになったのはこの時代と考えられています（**図10-6**）．

　1730年頃からヨーロッパ大陸において使用されたとされて，アレキサンダー・モンローが，1742年に著書のなかで，最初に紹介しました．初期のものは，当時のドアの鍵によく似ていた形状をし，まっすぐな柄と大きな輪をしたハンドルがついており，このように呼ばれました．

　18世紀のパリでも，有名病院でも手術は自然光下またはロウソクの光の下で行われており，おそらく抜歯も同様の状態または露天で行われていたと考えられます．このような環境下では，早業の抜歯が必要であったのでしょう．このため，歯根破折や誤抜も起こり得たと思われます．デンタルペリカンは1850年ごろには盛んに使用されました（**図10-7, 8**）．

113

第 2 章 抜歯器具―その奇妙なものたち―

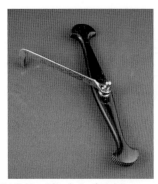

図10-7　デンタルペリカン
　　　　（17世紀末から18世紀）

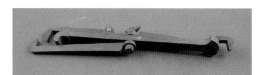

図10-8　二重デンタルペリカン

　19世紀初頭には，前歯には抜歯鉗子を，臼歯には歯鍵を，その両者でも対応できないときは挺子を用いて，抜歯をしていました．当時の抜歯器具の不完全さから，抜歯には苦労を強いられいたようで，どの器具も力のかかり方は満足できないものでした．
　デンタルペリカンは長期間にわたり使用されましたが，20世紀初頭に局所麻酔の普及に伴う抜歯法の変化にて姿を消しました．

コラム 11　歯科での局所麻酔の話

　歯科といえば歯肉への注射すなわち浸潤麻酔を思い出す方が多くいらっしゃるでしょう．考えてください．この方法には，注射器・針と注射薬の両者の開発がなければならないのです．この二つのことを時系列にて見てみましょう．

　1852年に，フランスで動脈瘤に塩化鉄の水溶液を注入するために，浣腸器を改造した金属製の実用的な注射器が作成されました．注射器の先に，チューブではなく，中空の針をつけたことが画期的な発明でした．

　1853年にはスコットランドの医師，アレキサンダー・ウッドが，ピストン型注射器の先端に装着する中空の針を発明し，注射器とこの針を用いてモルヒネを局所に注入し，神経痛を治療しました．

　さらに，1853年には鋼鉄製で作られた注射器は，1897（明治26）年にはガラス製になりました．画期的な開発であるものほど早くの進化を遂げるものであり，たった数十年間に，格段の進化を遂げた注射器はこの時代にとっても重要なものでした．

　1952（昭和27）年には，アメリカでプラスチック製の使い捨て（ディスポーサブル）注射器が作られました．

　一方，局所麻酔薬としての明らかな最初の記述は，1544年にスペインで，歯痛を和らげるために，コカを咬んだものです．1872（明治5）年には，**コカイン**に局所麻酔作用（表面麻酔作用）があることを報告され，1884（明治17）年にはウィーンで2％コカイン溶液を点眼し，無痛での白内障手術が成功しました．

　1884（明治17）年，外科用手袋の開発や乳癌の手術法などで有名なボルチモアの外科医ウイリアム・スチアート・ハルシュテッドはコカインが神経幹での伝導を止めることを実証し，伝達麻酔法の土台を作りました．1885（明治18）年，共同研究者が激しい歯痛におそわれた時，ハルシュテッドは初めて，コカインを下歯槽神経に注射し約25分間の無感覚を得て，無痛下での抜歯に成功しました．

　1905（明治38）年，ドイツにて**プロカイン（ノボカイン）**が合成されました．プロカインは，強い局所麻酔作用をもちますが，コカインのような中枢作用がなく，毒性がきわめて弱く，慢性中毒性の危険が少ない薬剤です．

　1942（昭和17）年，スウェーデンにてプロカインよりも作用時間の長い化合物が合成され，最初の**アミド型局所麻酔薬リドカイン（キシロカイン）**と名付けられました．1947（昭和22）年には，臨床に応用され，1948（昭和23）年に販売されました．

　現在，歯科を中心として広く使用されるリドカインの販売は第2次世界大戦後です．また，現在の歯科では比較的細い注射針を使用することも多いのですが，これも現代のテクノロジーによるものです．

　歯科の注射がいやだ，痛いと言う皆さん，昔の人はどんなに歯科をいやがったのか想像にあまりあると思いませんか．

　こんなに進歩した歯科医療なのに，歯科医師は今後も誰にも愛されないのでしょうか．

第2章　抜歯器具―その奇妙なものたち―

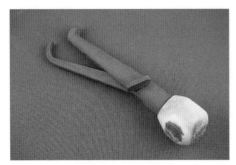

図10-9　かけがね

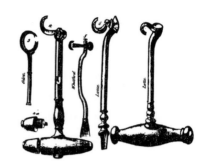

図10-10　歯鍵
鍵の先端はヒンジで締められた「鍵爪」と一緒に「押板」がついていた．
（成田令博：抜歯の文化史, p.147, 口腔保健協会, 東京，1983より引用）

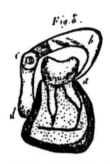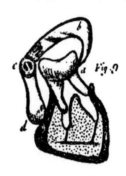

図10-11　歯鍵による抜歯とその原理（1815年デラパールによる）
歯肉に支点を置き，回転させることによって抜歯した．次第に改良されて，鍵爪は部位によって交換が可能となり，押板も回転するようになった．このため，ターンキー・鍵子とも呼ばれた．
（成田令博：抜歯の文化史, p.71, 口腔保健協会, 東京，1983より引用）

(2) かけがね

ペリカンの1種とされることも多く，著者所蔵のものもペリカンとして入手したものです（図10-9）．

縦方向に使用するペリカンとも考えられますが，その使用範囲は前歯部などに限定され，あまり普及しなかったのかもしれません．詳細は不明であり，記載されていることの少ないものです．

(3) 歯鍵（トゥース・キィー）

18世紀に入るとペリカンに代わり**歯鍵**が登場し，抜歯の迅速化に威力を発揮しました．しかし，歯鍵にもペリカンと同じで支点が歯肉や歯槽部に置かれるため，抜歯と同時に歯肉の損傷，歯槽突起の破折を来すなど，口腔内の損傷が大きい欠点がありました（図10-10〜14）．

本書にもたびたび登場するトームスは，「最も頻繁に使われている歯鍵は，抜歯に必要とするよ

10. 歴史上の器具

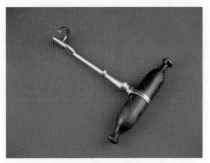

図10-12　歯鍵
把持部が木製であり，廉価版の製品であったと思われる．

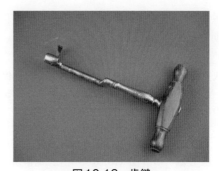

図10-13　歯鍵
把持部が金属製であり，普及版の製品であったと思われる．

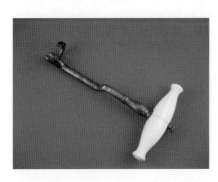

図10-14　歯鍵
把持部が象牙製であり，高級品の製品であったと思われる．

り遙かに大きな力が歯に掛かるばかりでなく，歯肉や歯槽部を支点とするため，その部分にひどい損傷を与えるので使用を禁止すべき器具である」と述べています．

長崎県立美術博物館には，1823年に来日したシーボルトが持参したものが保存されており，これがわが国における現存する最古の歯鍵です．

また明治7年（1874年）にわが国でも医制が公布されて医療に免許が必要となりました．その第1回試験の歯科受験者への出題に，「歯鍵を示して，その用法を問う」との一問があり，当時のわが国でも使われていたことがわかります．

しかし，歯鍵もペリカンと同様に，近代麻酔の普及と共に1900年ごろには使われなくなりましたが，明治32（1899）年発行の『歯科学叢書巻二』（荒木盛英著：瑞穂屋書店）には歯鍵が図示されています．

さらに大正9（1920）年発行の『口腔外科学』（**入戸野賢二**[*8]・**佐藤運雄**[*9]著：文光堂書店）では，抜歯のまれな偶発症として，完全顎骨骨折を挙げています．その説明に「歯鍵を使用した当時には時々遭遇したと言う」との記述があり，偶発症を起こしやすい器具であり，すでに使用されなくなったことがわかります．

大正14（1925）年の中川大介著『抜歯術』には，「現在，抜歯に専ら使用するのは抜歯鉗子および歯根挺子の2種で，他のものは特別の場合のみに使用するに過ぎない」との記載があります．これ

らより，1900年代初頭には，わが国でもすでにデンタルペリカンや歯鍵は使用されなくなったことは明らかです．

*[8] **入戸野賢二**：明治16（1883）年誕生，明治42（1909）年京都帝国大学福岡医科大学（現，九州大学医学部）卒業後に，東京帝国大学歯科学教室に入る．大正7（1918）年に千葉医学専門学校教授，口腔外科研究のために留学し，わが国の口腔外科開祖の一人とされる．大正12（1923）年，千葉医学専門学校が千葉医科大学に昇格する際に，独立講座の教授に任用されず講師となる．このため，大正14（1925）年退職し，開業すると共に日本大学専門部歯科（現，日本大学歯学部）口腔外科教授．昭和2（1927）年逝去．

*[9] **佐藤 運雄**：明治12（1879）年誕生，明治31（1898）年高山歯科医学院（現，東京歯科大学）卒業後に渡米，明治34（1901）年レーキフォレスト大学歯学部を，1903（明治36）年にシカゴ大学ラッシュ医科大学を卒業して帰国．東京歯科医学院と東京帝国大学講師を経て，明治41（1908）年から大正元（1912）年まで南満州鉄道大連病院長兼南満医学堂教授．大正5（1916）年東洋歯科医学校（現，日本大学歯学部）を設立し，大正10（1921）年に日本大学専門部歯科初代歯科長に就任．昭和4（1929）年文部省医術開業試験委員，昭和8（1933）年日本大学理事，昭和18（1943）年に日本大学学長，昭和21（1946）年に理事長と日本歯科医師会会長，昭和32（1957）年国際歯科学士院会員，昭和39（1964）年逝去．

コラム12　佐藤進と明治期の抜歯

　佐藤　進（弘化2（1845）～大正10（1921）年）は，戊辰戦争では新政府軍の病院頭取を務めました．明治2（1869）年，明治政府発行の海外渡航免状第1号を得て，ドイツに留学しました．ベルリン大学医学部で学び，ウィーン大学では大外科医ビルロートに師従し，帰国後にその外科学を『外科通論』として紹介しました．明治7（1874）年に，アジア人として初の医学士の学位を取得して帰国しました．

　帰国後は，順天堂医院において多数の外科手術を行い，その治療体験を後にまとめて『外科各論』を出版しました．この中に，クロロホルム麻酔下での口蓋裂手術，口腔癌の手術などの多くの口腔外科手術が含まれており，『外科各論』の内容の半数は顎顔面を含む頭頸部領域の外科でした．

　この中に，コカイン麻酔下での抜歯術も含まれていますが，彼の抜歯は無痛抜歯として評判をはせ，門前市をなす状態でした．これに対して，市中の歯科医師の大部分は依然として無麻酔にて抜歯をしていました．ただし，いわゆる歯科医師のどの程度が正規教育を受けていたのかは不明です．

　明治10（1877）年，西南戦争が勃発すると陸軍軍医監に任じられ，陸軍臨時病院長となりました．明治12（1879）年，陸軍本病院長に就任し，明治13（1880）年に陸軍を辞し順天堂の経営に専念しました．日清戦争が始まると再び軍医監に任じられ，明治28（1895）年，講和交渉で来日し負傷した李鴻章（りこうしょう）の治療にあたりました．日露戦争では三度，軍医監に任じられ，明治43（1910）年に退役し，明治40（1907）年には男爵に叙爵しました．

　話を戻しますと，抜歯と麻酔がいかに不可分であるかが理解されるとともに，明治初頭にすでに抜歯にコカイン麻酔が使用されていたことにも興味深いものがあります．

10. 歴史上の器具

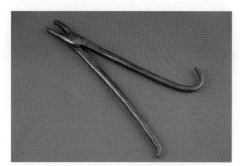

図10-15　伝17世紀の抜歯鉗子

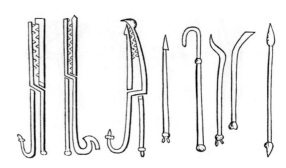

図10-16　アブルカシスによる抜歯鉗子と挺子
（成田令博：抜歯の文化史，p.141，口腔保健協会，東京，1983より引用）

(4) 抜歯鉗子と挺子

　前述したようにも，抜歯鉗子は手指による抜歯を除いて，最古の歯科用器具であろうといわれています．古くは，ギリシャ・ローマ時代の遺跡から発掘された抜歯鉗子と考えられているものがよく知られています．しかし，釘抜きなどを転用したのか専用のものを製作したかとなれば，専門職としての歯科医の登場前では当然前者の可能性が高いのではないのでしょうか．

　著者も「17世紀の抜歯鉗子との売り込みの器具」を所有してはいます．当然，手作りであり製作者の時代も場所もわかるはずがありません．バイヤーもそれは承知ですが，取りあえず古い歯科の家系の家からのものだとして販売しました．少なくとも，伝17世紀の抜歯鉗子と割り切って入手しました（図10-15）．「ただの古い釘抜き」にだまされた馬鹿な奴と思われる方もいらっしゃるでしょうが，「伝17世紀の抜歯鉗子を所有する歯科医師こそは私である」と思い込んでいる方がロマンチックではありませんか．

　10～11世紀に活躍したアラビアの外科医アブルカシスは著書である外科学書の中で，抜歯鉗子と残根鉗子およびエレベーターを図示しています[7]（図10-16）．しかし，この図は稚拙であり，正確な構造や機能は不明ですが，現在とは全く異なった形態です．ただし，抜歯鉗子と挺子の歴史が古いことだけは確実です．

　14世紀には，シャウリアックが抜歯鉗子とデンタルペリカンおよび挺子について記述しています．

　1557年にスペインのフランシスコ・マルチンによって出版された歯学書でも，抜歯鉗子やペリカンが図示されています（図10-17）．多少ですが近代的な形態に洗練されてきました．

　1559年，ドイツ人医師のワルター・ヘルマン・リーフは自国語のドイツ語での初めての歯学書を出版しました．同書は歯科学の専門書中で最初に著者名が記載されたものとされています．この中で抜歯器具が図示されています（図10-18）．抜歯鉗子，二重ペリカンや各種の挺子が記載されており，二重ペリカン（図10-8）の起源はこの時期だと思われます．また，おそらく挺子はさまざまな場合に使いやすいように，多くの種類があったと思われます．

　パレの抜歯鉗子には3爪があり，歯を動揺させるのではなく，歯冠を崩壊させるための器具と考えられています．

119

第2章　抜歯器具―その奇妙なものたち―

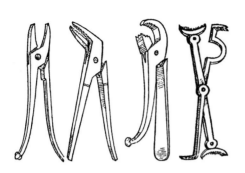

図10-17　マルチンによる抜歯鉗子とペリカン
（1577年）

（成田令博：抜歯の文化史，p.139，口腔保健協会，東京，1983より引用）

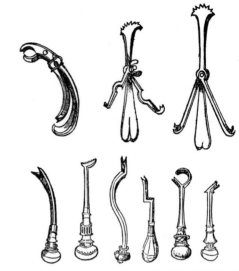

図10-18　リーフによる抜歯器具（1559年）

（成田令博：抜歯の文化史，p.134，口腔保健協会，東京，1983より引用）

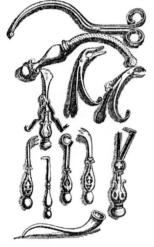

図10-19　シュルテスによる歯科外科器具
（1655年）

（成田令博：抜歯の文化史，p.140，口腔保健協会，東京，1983より引用）

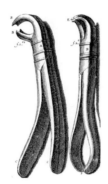

図10-20　フォシャールによる抜歯鉗子

抜歯鉗子，挺子とペリカン

（P. Fauchard著，高山直秀 訳：フォシャール 歯科外科医，p.225，医歯薬出版，東京，1984より引用）

　1655年，ヨハン・シュルテスはイタリアの17世紀前半の外科器具のほとんどを詳述した著書を出版しました．この図の中には二重ペリカン，子犬と呼ばれた抜歯鉗子（二つに割れたこじり棒と記載），3尖挺子や抜歯前に歯肉を剥離する直角に曲がった器具（歯肉剥離子に相当するのか）が記載されています**（図10-19）**．なかにはリーフの著書と同様のものもあります．

　近代歯科医学の父と呼ばれる**ピエール・フォシャール**[*10]（1678〜1761年）は，著書の『歯科外科医』（1728年）の中で抜歯器具を図示しました[8]．**（図10-20〜22）**．

　前述したように長崎県立美術博物館には，シーボルトが持参した抜歯鉗子が保存されています．

10. 歴史上の器具

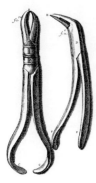

図10-21 フォシャールによる抜歯鉗子
嘴部の先端に工夫が見られ，残根用と思われるものも図示された．(P. Fauchard著，高山直秀訳：フォシャール 歯科外科医，p.226, 医歯薬出版，東京，1984より引用)

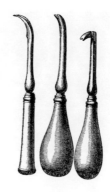

図10-22 フォシャールによる歯肉刀と挺子
挺子のうちの1本は内側（舌側または口蓋側）から外側（唇側または頰側）に引くように使用したと考えられている．(P. Fauchard著，高山直秀訳：フォシャール 歯科外科医，p.224, 医歯薬出版，東京，1984より引用)

あれ確か，シーボルトの在日期間は1826年から1830年でした．とういことは，1844年のウェルズによる亜酸化窒素実験や1846年10月16日エーテルデーの前です．さらに1847年のゼンメルワイスの無菌法発見以前のものです．すなわち，あの偉大なシーボルトも，抜歯は無麻酔下でかつ器具の消毒・滅菌なしで使用したということです．さらに，シーボルトは医師ですので歯科にはどの程度精通していたのでしょうか．疑問が広がります．

1876年のホワイト社の歯科用品カタログには詳細に各種の抜歯器具が記載されており，同書からは各種の成書に図が引用されています．同書には，歯鍵はありますが，すでにデンタルペリカンの記載はなくなっています．このことからも，19世紀後半にはデンタルペリカンの販売がすでに行われなくなったことがわかります．

さらに，詳細な抜歯器具の変遷を知りたい方は以下の文献が役立つと思います．

・Davis A.B.: Samuel S. White Catalogue of dental materials and equipment, Norman Publishing, San Francisco, 1995.
・Bennion E.: Antique Dental Instruments, Sotherby's Publiations, London, 1986.
・Bennion E.: Antique Dental Instruments, ISBN 0-9746684-0-0, Destiny Pubications, 2003.
・Colyer F.: Old Instruments used for extracting teeth, Staples Press, London, 1952.

19世紀には抜歯鉗子の嘴部やハンドルの形にはさまざまな工夫がこらされてはいましたが，コラムで紹介した近代的抜歯鉗子の開発者"トームス"には満足できるものではなかったようです．周囲組織への損傷を少なくし，理論的に短時間で抜歯するには，それぞれの歯の歯頸部の形態に鉗子の嘴部をよく適合させることであるとトームスは考えました．また鉗子の関節の型には方形と円形とがあり，円形の関節はアッシュ社の抜歯鉗子に引き継がれています．

*[10] **ピエール・フォシャール**：1678年にフランスブルターニュで出生し，15歳の時にフランス海軍に従軍して同軍軍医見習生となった．海軍を退職後の1698年に19歳でアンジェにて歯科を開業し盛業を極めた．1718年に40歳でパリに転居し歯科診療所を開業．1761年に83歳で逝去．1728年に発刊された『歯科外科医』は，自らの臨床経験を加え当時の歯科医学を体系化し，世界の歯科医学の原典となった．18年後の1746年に発行された第2版においては，当時は徒弟制度で伝承されていた補綴や保存手技についても記述した．第2版では，症例の追加と髄腔穿孔法の術式と歯周病に関する解説を追加した．歯周病について記述した初めての歯科医学書であり，歯周疾患はフォシャール病と呼ばれるようになった．

第2章 抜歯器具—その奇妙なものたち—

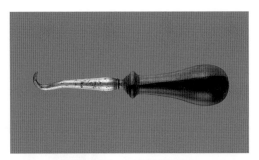
図10-23 屈曲嘴状挺子

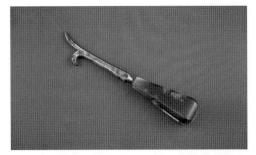
図10-24 ピードビシェ挺子

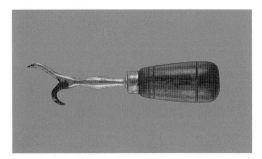
図10-25 ピードビシェ挺子

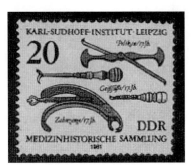
図10-26 切手に見る歯科医療17世紀の器具
（梶山 登，切手に見る歯科医療，岩波ブックサービスセンター，p.37，東京，1988より引用）

　フォシャールが記載した，引くように使用した挺子に類似した屈曲嘴状挺子も最近まで使用されました（図10-23）．引くように使用する湾曲嘴状鉗子も存在します．
　ピードビシェ（フランス語で鹿の爪の意味）挺子は，1540年頃にはよく使用されたようです（図10-24, 25）．不思議な形態をしたピードビシェ挺子はどのように使用するのでしょうか．その使用法は著者にはよくわかりません．さらには，先端の細いものもありますが，残根用なのでしょうか．こうなると，踊る鉗子たちどころではありません．
　1981年9月22日に，旧東ドイツにてズードホーフ医学史研究所所蔵の古い医療機械を描いた6種の切手が発行されましたが，そのうちの1枚に17世紀の抜歯器具が描かれています[9]（図10-26）．

10. 歴史上の器具

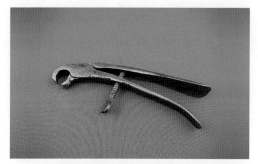
図10-27　ネジ付抜歯鉗子

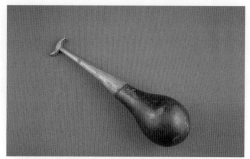
図10-28　名称不明の挺子

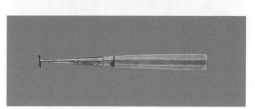
図10-29　クーリッジ型挺子

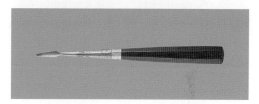
図10-30　コングスウエル型挺子

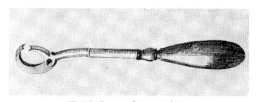
図10-31　ゴルツの挺子
(W. Hoffmann著，本間邦則 訳：歯科の歴史, p.246, クインテッセンス出版，東京，1985より引用)

　デンタルペリカン，抜歯鉗子および挺子が描かれていますが，抜歯鉗子は固定するためのネジがついています．抜歯鉗子のみでの抜歯では，抜歯鉗子が滑脱したり，歯が破折したりします．この破折を防止するために，ネジによるストッパーが付けられたと考えられます．
　ネジによるストッパーが付いている抜歯鉗子の実物もあります（図10-27）．このような形態の鉗子はいずれの書籍でも，その名称などは確認できませんでした．これは工業製品ではない工夫された手製の製品の特徴と考えられます．
　さらに，切手の中央に描かれている挺子と同様のものが存在しますが，残根を押したり引いたりしたとしか考えられません（図10-28）．
　また，前歯部の歯間に挿入し回転したと考えられる挺子もありますが，詳細は不明です（図10-29）．
　その他には，コングスウエル型挺子やゴルツの挺子もあります（図10-30，31）．後者についてはダグラスレバーと記載してある成書もあります[10]．

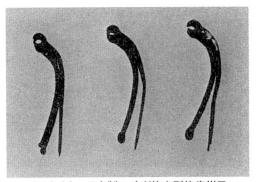

図10-32 日本製，くぎ抜き型抜歯鉗子
（成田令博：抜歯の文化史，p.73，口腔保健協会，東京，1983より引用）

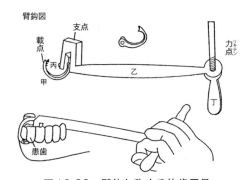

図10-33 臂鉤と称する抜歯用具
（成田令博：抜歯の文化史，p.151，口腔保健協会，東京，1983より引用）

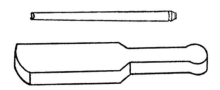

図10-34 『瘍科秘録』にある抜歯用の槽柄と木槌
（成田令博：抜歯の文化史，p.150，口腔保健協会，東京，1983より引用）

3) 日本

(1) 柘植家の抜歯鉗子

1808年頃の抜歯鉗子には，日本と交易のあった諸外国から渡来したものや，日本独自のものも使用されていたようで，「鉗(かん)」，「歯鋏(はばさみ)」，「歯抜(はぬき)」と呼ばれる鉗子があります．この抜歯鉗子は，三重県松阪市の柘植家に伝わるもので，同時代のものと思われます（図10-32）．

(2) 臂鉤(ひこう)

浅尾藩蒔田家の御典医，杉生方策が，安政5（1859）年に著書『内服同功』の中で，木製の臂鉤という抜歯器具を図説しています．この構造と使用方法から推察すると，西洋に見られた歯鍵に相当するコピー器具と考えられます（図10-33）．

(3) 槽柄(そうえ)・木槌(きづち)

華岡青洲の弟子，本間玄調が弘化3（1847）年に著書『瘍科秘録』の中で図説した抜歯器具です（図10-34）．槽柄は木製で，その先端に槽という丸い凹があります．一人がこの槽の部分を歯頸部に当て，もう一人が反対の端を木槌で叩き，二人がかりで歯を脱臼させて，抜歯したようです．舌側（口蓋側）の骨損傷（骨折）が多かったと考えられます．

10. 歴史上の器具

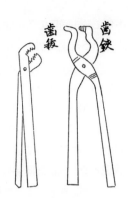

図10-35　伊沢家の歯稜・歯鋏
（伊沢道盛画，山田平太氏模写）（成田令博：抜歯の文化史，p.149，口腔保健協会，東京，1983より引用）

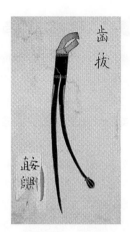

図10-36　華岡青洲の抜歯鉗子（19世紀）
（新村　拓 編：日本医療史，吉川弘文館，東京，2006．口絵より引用）

(4) 伊沢家の歯稜・歯鋏

天保6（1835）年，伊沢家に所蔵されていた口科道具を伊沢道盛が描いた図ですが，原図は戦災にて焼失しました（図10-35）．

(5) 華岡青洲の抜歯鉗子（19世紀）

金沢の鉄商鶴屋和作が文化8（1811）年に作成した外科道具の彩色した見本帳である「外療道具絵見本帳」（順天堂大学医学史学研究室蔵）に，43種の外科器具が記載されており，この中に抜歯鉗子が含まれています（図10-36）．鶴屋は，大阪または京都の職人が製作した華岡青洲の外科器具を見本として器具を自作していました．

第2章　抜歯器具―その奇妙なものたち―

コラム13　日本における歯科麻酔

　西洋歯科医学に基づく日本初の歯科専門医は，明治8（1875）年に第1回目の医術開業試験に合格し，歯科医術開業の免許を取得した**小幡英之助**です．「歯科」という言葉を初めて用いた人物ということで，日本最初の近代歯科医師といわれています．

　小幡英之助は，大分県出身で慶応義塾の学生からジョージ・エリオット（元は北軍の軍医，南北戦争後にフィラデルフィアの歯科医学校に入学，明治3（1870）年に横浜で歯科医院を開業）に弟子入りし，後に日本最初の歯科医術開業試験合格者となり，日本歯科医師会の初代会長になりました．

　彼が明治の初年頃に行った歯科治療の記載では，当時は局所麻酔が行われておらず，抜歯は無麻酔で行っていました．小幡のみではなく当時の歯科医師は，外国人患者で，医師を同伴して全身麻酔を希望した場合のみで，全身麻酔下で抜歯しました．ただしこの場合も，歯科医師は傍観するのみで，全身麻酔は患者が同伴してきた医師が行っていました．

　全身麻酔は，金網でできている，茶漉しのような全身麻酔器を用い，これにガーゼを挟み込み，上からエーテルやクロロホルムを一滴ずつ垂らしてゆく，オープン・ドロップ法という麻酔法を用いました．麻酔の深度は，滴下する薬剤の速さで調整していました．

　なにしろ，麻酔科医も同時に薬剤を嗅いでおり，患者に麻酔が効いてきた頃には，麻酔科医も意識がもうろうとしてくるといわれました．当然，手術室は薬剤で汚染され，外科医も看護婦も，室内の全員の意識がいささかあやしくなるともいわれる究極の麻酔でした．全身状態の管理は，脈を診ているだけでした．なんと，"当時のバイタルサインの監視は脈拍のみ"だったのです．

　明治18（1885）年，熊本出身の歯科医師**伊野春毅**が，抜歯にコカインを使ったとの記録があります．これが，日本の歯科麻酔の夜明けなのでしょうか．明治24（1891）年には**片山敦彦**が笑気ガスを使って抜歯術を行っています．

　明治28（1895）年には**神翁金斉**が米国より笑気ガス麻酔器を輸入し，明治29（1896）年に**伊沢信平**[*11]が歯科学会で神翁の麻酔器を使い，歯科治療時の笑気の吸入実験を行いました．また，1％コカイン溶液を用いた局所麻酔による抜歯も行ったとされています．

　それにつけても，麻酔下での抜歯が全国に普及するのには何年かかったのでしょうか．このことの方が気がかりです．きちんとした麻酔下で抜歯を受けることにできる現代の歯科医療とは隔世の感があります．患者も術者もゆったりした気持ちで抜歯に臨むことが重要です．

[*11]**伊沢信平**：万延元（1860）年に誕生，明治5（1872）年伊澤道盛（本家で代々の筑前福岡藩口腔典医）の養子となった．明治12（1879）年東京大学医学部予科に入学，明治15（1882）年医学部本科に進学，明治17（1884）年歯科専攻のため退学し道盛に学ぶ．明治20（1887）年ハーバード大学医学部に留学，同年に歯学部に転籍，明治24（1891）年D.M.Dの学位を得る．この後，ベルリン大学においてロベルト・コッホに師事し細菌学を学んだ後，ロンドンで口腔外科臨床の研修を行った．明治25（1892）年帰国し，東京の京橋で開業（歯科医籍166号）．明治26（1893）年，内務省歯科医術開業試験委員，明治35（1902）年宮内省侍医寮勤務，日本歯科医学会会長に就任．大正12（1923）年逝去．

11 デンタルチェアーは拷問台？

　デンタルチェアー（歯科用治療台）が抜歯器具なのかとの疑問もありますが，われわれの先人たちの苦労の一端を知るためにこの項を設けました．また，歯科用ユニット開発の歴史も技術革新の塊のようなものです．しかし，本書ではこれにはあまり深入りしないこととして話を進めましょう．

　さて医療機関で血圧を測定すると，基準値よりも高くなる人がいます．これは「血圧測定」自体が精神的プレッシャーになって血圧が上昇するのです．白衣を着ている人に血圧測定されると起こることを，「白衣性高血圧症」と呼びます．

　血圧測定のみでもこのような状態が生じるので，抜歯などの小手術時にモニターを装着して治療すると有病者や高齢者では驚くほど測定値は変動します．もちろん，使用した局所麻酔薬に添加されているアドレナリン（ボスミン）の影響もありますが，これらの治療はそれほどに患者にストレスを耐える治療であるともいえます．

　これまでも，照明の問題に度々言及してきましたが，自然光，ロウソク，カンテラ，ガス灯および白熱電球などで口腔内，特に歯を診察することの困難さは現在の歯科医師には想像もできません．

　このため，デンタルチェアーはさまざまに改良されてきました．現在，多くの歯科医師は座位診療を行っていますが，座位診療では歯科医師が患者の頭の位置するところ（頭側）に座り，背中を伸ばした姿勢で治療を行います．患者は診療台に仰向けになって寝た状態で治療を受けます（水平位歯科診療）．座位診療を行うことで，患者の負担を減らし，術者が自然な姿勢で正確で緻密な治療が行えます．すなわち，座って体の前に手指を持ってくる楽な姿勢での治療を歯科医師が行うことが可能となります．

　19世紀のデンタルチェアーは当然木製であり，背もたれの角度の調整はできず，安頭台なども付けられていません．最初に開発されたデンタルチェアーは，ロンドンの歯科医師であるスネル（1795〜1850年）が，1832年に著書『歯科手術の実際』の中で自らが考案したものの図を掲載したものです．これは光沢のあるスチール製の歯鏡（デンタルミラー）を付けたデンタルチェアーでした（図11-1）．

　そのような中で，1849年にギルバートは開口位で下顎の位置（下顎位）を固定する器具をつけたデンタルチェアーを記載しました．抜歯をする図が記載されていますが，これで前腕を固定すると

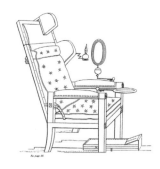

図11-1　スネルのデンタルチェア
　光沢のあるスチール製の歯鏡を付けたデンタルチェアである．
(Snell J: A practical guide to operations on the teeth, to which is prefixed a historical sketch of the rise and progress of dental surgery, John Wilson, London, 1832より引用)

第2章　抜歯器具—その奇妙なものたち—

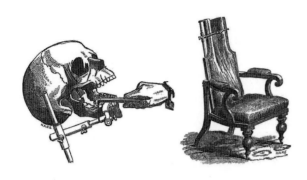

図11-2　ギルバートの診療台
(Gilbert H.:On the extraction of teeth with an account of a new and much less painful mode of operating, Kessinger Legacy Reprints, 1849より引用)

あたかも拷問台になってしまうのでないでしょうか(図11-2)．この抜歯は，無麻酔で無菌法の概念がなく，歯への適合性があまい抜歯鉗子で，術後の鎮痛薬と抗菌薬の投与がない状態で行われたものです．

　ひょっとすると，このような拷問のような記憶がヒトのDNAには擦り込まれているのでしょうか．

最後のコラム　絶滅本か「口腔外科の実際」

　昭和44（1969）年発行の歯界展望・別冊『抜歯』158頁の引用文献に**大久保通次著の『口腔外科の実際』**（京北高等歯科医学校明倫社，浦和，昭和5（1930）年）が記載されています．この本と京北高等歯科医学校についての資料を探して，もうかなりの年数がたちました．

　この学校の存在を知るものは少なく，有名な歯学史の教科書でも京北高等歯科医学校がもれている場合もある幻の歯科医学校です．

　京北高等歯科医学校は，浦和で開業していた歯科医師大久保通次（明治28年誕生，東京歯科医学専門学校卒）が，大正15（1926）年に旧浦和市岸町に設立しました[11]．中等学校卒業者に3か年の専門教育を施して，改正歯科医師試験の受験資格を与えることを目的としており，専門学校に類する各種学校でした．入学志願者の増加に応じて，昭和4（1929）年には夜間部を併設し，さらに昭和6（1931）年には広い校地を求め大宮市下町に新築移転しました．昭和7（1932）年には生徒定員を240名から400名に増員しました．

　さらに，専門学校昇格運動のために，昭和14（1939）年に浦和市文蔵に再移転しています．しかし戦争の激化にて専門学校昇格はならず，昭和21（1946）年に大久保通次校長が急逝し，後継者に恵まれず，さらには戦後の学制改革による大学への昇格もなく，自然廃校となりました．

　発足当初の講師陣は，日本大学歯科教授3名，東京歯科医学士5名，愛知医学士1名，海軍軍医大佐1名，薬学士1名，慶応大学医学部助手3名，文学士2名の16名であり，学校職員は校長以下7名でした．この構成をみると，兼任講師が多かったと思われます．

　また，昭和40（1965）年の京北高等歯科同窓会会員名簿によれば，同窓会会員は確認できた者だけで922名に達しており，1,000人以上の卒業生を輩出したとされています．

　大久保通次は数冊の著書おそらくは教科書を発行しているようであり，『受験ニ必要ナル歯科薬物学』（昭和5（1930）年，京北高等歯科医学校）と『歯科臨牀』（昭和8（1933）年，明倫社）の存在が確認されています．ちなみに，『歯科臨牀』は国立国会図書館のデジタルライブラリーにて公開されています．

　一方，『口腔外科の実際』は上記の記載があるものの，全国の大学と各所図書館の蔵書検索でもどこにも現存しません．つてをたどって，京北高等歯科医学校のご出身の親族のおられる方々に蔵書をお調べいただきましたが，いまだ発見には至っていません．

　1969年までは現存していたのは確実ですが，現存している本がない"いわゆる絶滅本"かもしれません．

　埼玉県の浦和にあった歯科医学校の教科書です．埼玉にある歯学部口腔外科に勤務する著者としては，ぜひとも一度は目にしたいものです．

第2章　抜歯器具―その奇妙なものたち―

12 抜歯器具―その進化―

　抜歯についてのさまざまな点を考え，奇妙な形態の抜歯器具やその使用法も考えてきました．いずれにしても，抜歯器具は無菌法，麻酔，照明および患者と術者の位置などによりさまざまな影響を受け，さまざまな物語を紡いできました．

　抜歯の歴史の大部分は，無菌法（医療器械，器具の滅菌・消毒，手術室などの施設清潔化と術者・医療従事者の清潔操作）の概念，麻酔法，エックス線写真および抗菌薬がない状態で行われました．さらに，現在のような照明もありませんでした．東京にガス灯が点った時に昼間のようであったとの記事や白熱電灯の明るさに感激したとの記事を見るにつけ，現在の医療環境のよさには感激すら覚えます．このため，過去には一発・瞬間芸のような操作が必要とされることもあったのだと思われます．その結果，力が集中するような奇妙で不思議な器具も出現しました．

　無菌法の基礎はゼンメルワイスが1847年に，またリスターの無菌法は1865年に開発され，全身麻酔法は1846年に，さらに局所麻酔法は1853年以降に開発されました．エックス線はレントゲンにより1895年に発見されています．抗菌薬の開発では，サルファ剤の抗菌作用の発見が1935年ドーマクによりなされ，1928年にフレミングによってペニシリンが発見されましたが，ペニシリンの単離は1940年となりました．

　これらは19世紀中旬以降の医学の進歩を境として，「早く効率的に」をモットーとして開発されてきた器具が淘汰され，安全で繊細な器具へと進化しています．

　さらに，近年では新しくデンタルインプラントの即時埋入を視野に入れた歯槽骨への非侵襲性や再度迅速性を目的とした器具が開発されています．この際，コマーシャルベースでは抜歯術の方法と器具に関しては，200年以上ほぼ不変であるとか，新卒か40年ほどのキャリアの歯科医師かに関わらず，受けた教育内容にはあまり変化がないとも記されます．

　しかし著者は，近代的な抜歯鉗子の開発から200年経過しても，抜歯に関しての正しい知識や技術が未だ十分に普及してはいないと考えていることや，今も新しい器具が開発されていることを考えると，これらの意見は心外であると感じています．

　同一の器具や類似した器具を用いたとしても，コンセプトやフィロソフィーが異なれば抜歯の操作も異なり，抜歯後の予後も大きく変わります．患者も歯科医師もともに"西部劇のガンマンのような抜歯にあこがれる（？）"ことも，歯科医療に対する性のような感覚なのかとも思えます．

　著者はきちんとした麻酔のもとに行われる現代の抜歯に，早いことを主な利点に挙げる積極的な意味があるのかとの疑問をもっています．また，戦略的抜歯には慎重になる必要があるとも考えています．

　「抜歯器具―その奇妙なものたちの物語―」は今後もさらに継続してゆきそうです．

文　献

1) 市川博保：John Tomesによる抜歯鉗子に関する記述について，松本歯学20：319-334, 1994.
2) Stacy GC: Dental elevators, Principles for safe usage, Sydney University Press, 1968.
3) 布施貞夫：歯科小外科臨床の独習，第1版，永末書店，京都，1971.
4) 布施貞夫：歯科小外科臨床の独習，第1版，抜歯関連，p.8，永末書店，京都，1977.
5) 金森虎男：口腔外科学，第1版，p.224，歯苑社，東京，1949.
6) 日本口腔外科学会編：イラストでみる口腔外科手術，第1巻，p.78，クインテッセンス出版，東京，2010.
7) 市川博保：Albucasisの外科学書にみられる歯科学的記述と器具について，松本歯学，19：315, 327, 1993.
8) P. Fauchard 著，高山直秀 訳：フォシャール 歯科外科医，医歯薬出版，東京，1984.
9) 梶山　登：切手に見る歯科医療，岩波ブックサービスセンター，東京，1988.
10) 大野粛英，羽坂勇司：目で見る日本と西洋の歯に関する歴史，第1版，わかば出版，東京，2009.
11) 樋口輝雄，中原　泉：京北歯科医学校と東北歯科医学校，日本歯科医史学会会誌，24（3）：136, 2002.

参考文献 （※には復刻版があります）

成田令博：抜歯の文化史，第1版，（財）口腔保険協会，東京，1983．
坂下英明：抜歯の今昔―その1，日本歯科評論，69（4）：155-157，2009．
坂下英明：抜歯の今昔―その2，日本歯科評論，69（5）：156-158，2009．
坂下英明：抜歯の今昔―その3，日本歯科評論，69（6）：149-151，2009．
坂下英明，他 編著：口腔外科治療失敗回避のためのポイント47―口腔外科とは何か，どう治療するのか―，第1版，医歯薬出版，東京，2012．
明海大学歯学部生涯研修部 監修：若き歯科医師のためのクリニカル・ベーシック講座，第1版，メデカルトリビューン，東京，2011．
坂下英明 編：抜歯テクニックコンプリートガイド 安全にうまく抜歯するためのさまざまなアプローチ，第1版，医歯薬出版，東京，2015．
川上為次郎：歯科医学史，第1版，金原書店，東京，1931．
山崎 清：歯科医史，第1版，金原書店，東京，1940．
川上為次郎：歯科学史提要，第1版，国際出版株式会社，東京，1949．
青木 攻：物語 日本歯学史，第1版，書林，東京，1977．
青木 攻：これだけは知ってほしい歯科のあゆみ，第1版，ABC企画，東京，1973．
谷津三雄：歯学史資料図鑑 目で見る歯学史，増補改訂版，医歯薬出版，東京，1980．
本間邦則：歯学史概説，第1版，医歯薬出版，東京，1970．
本間邦則：近世歯科医学史年表，日本歯科大学新潟歯学部資料室，新潟，1984．
Walter Hoffmann-Axthelm 著，本間邦則 訳：歯科の歴史，第1版，クインテッセンス出版，東京，1985．
長谷川正康：歯科の歴史おもしろ読本，第1版，クインテッセンス出版，東京，1993．
大野粛英，羽坂勇司：日本と西洋の歯に関する歴史，第1版．わかば出版，東京，2009．
水谷惟紗久：18世紀イギリスのデンテイスト，第1版，日本歯科新聞社，東京，2010．
東京都歯科医師会 編：歯の健康と歴史，第1版，（財）東京都歯科医師会，東京，1995．
渋谷 鑛 監修：Morton顕彰のための活動記録，第1版，わかば出版，東京，2013．
山田平太，新藤恵久：歯の博物館，第1版，日本医療文化センター，東京，1981．
中原 泉：歯科医学史の顔，第1版，学建書院，東京，1987．
中原 泉：歯科医学史の顔，第2版，学建書院，東京，1996．
榊原悠紀田郎：歯記列伝，クインテッセンス出版，第1版，東京，1995．
榊原悠紀田郎：続歯記列伝，クインテッセンス出版，第1版，東京，2005．
ジュリー・M・フェンスター 著，安原和見 訳：エーテル・デイ麻酔法発見の日，第1版，文藝春秋，東京，2002．
※ Coleman A：Manual of dentai surgery and pathology, 1st ed., Smith, Elder, & Co., London, 1881.（アメリカで復刻されていますが，その他の情報は全く記載されていません．ISBN：9781437253986）
※ Snell J：A practical guide to operations on the teeth, to which is prefixed a historical sketch of the rise and progress of dental surgery, John Wilson, London, 1832. (Snell J：Practical Guide to Operationson the teeth, (1832) reprint 2013, Isha Boocks, New Delhi, India, ISBN：9789333106221)

※ Tomes J：A course of lectures on dental physiology and surgery, delivered at the Middlesex Hospital School of Medicine, John W. Parker, London, 1848.（復刻版は手元にはありますが，出版社と含めその他の情報は全く記載されていません）

※ Tomes J：A system of dental surgery, Lindsay & Blakiston, Philadelphia, 1859.（1873年の第2版をBook Renaissanceが復刻していますが，同社はロシアの会社のようであり情報は全く記載されていません）

※ Harris CA：The principles and practice of dental surgery, 8th ed., Lindsay & Blakiston, Philadelphia, 1863.（1858年の第7版がアメリカで復刻されていますが，その他の情報は全く記載されていません．ISBN：9780548198957）

※ Garretson JE：A treatise on the diseases and surgery of the mouth, jaws and associate parts, J. B. Lippincott & Co., Philadelphia, 1869.

（1881年の第3版 A syattem of oral surgery, being a treatise on the diseases and surgery of the mouth, jaws and associate parts. がアメリカで復刻されています．General Books, Memphis, 2010.）

Wallis CE：An atlas of dental extractions, 1st ed., J. & A. Churchill, London, 1909.

Gibbs JH：The extraction of the teeth, 1st ed., E. & S. Livingstone, Edinburgh, 1912.

Winter GB：Exodontia, 1st ed., American Medical Book Co., St Louis, 1913.

Lederer WJ：The principles and practice of tooth extraction and local anesthesia of the maxillae, 1st ed., The Rebman Co., New York, 1915.

Brophy TW：Oral surgery, 1st ed., P. Blakiston's sons & Co., Philadelphia, 1915.

Berger A：Principles and technique of oral surgery, 1st ed., Dental Items of Interest publishing Co., New York, 1923.

Winter GB：Principles of exodontia as applied to the impacted mandibular third molar, 1st ed., American Medical Book Co., St Louis, 1926.

Feldman W：A manual of exodontia, 1st ed., Lea & Febiger, Philadelphia, 1926.

Gwinn CD：Textbook of exodontia, 1st ed., Lea & Febiger, Philadelphia, 1927.

Posner JJ：Minor oral surgery simplified, 1st ed., Patterson & White Co., Philadelphia, 1928.

Cogswell WW：Dental oral surgery, 1st ed., Out West Printing and Sationery Co., 1932.

Mead SV：Oral surgery, 1st ed., The C. V. Mosby Co., St. Louis., 1934.

Pichler H, et al.：Mund-Kieferchirrgie, 1st ed., Urban & Schwarzenberg, Berlin, 1940.

Winter L, et al.：Operative oral surgery, The C. V. Mosby Co., St. Louis 1941.

Berger A: Principles and technique of removal of teeth, 6th printing, Dental Items of Interest publishing Co., New York, 1945.

Durbeck WE：The impacted lower third molar, Dental Items of interest publishing Co., Inc., 1945.

Thoma KH：Oral Surgery, 1st ed., The C. V. Mosby Co., St. Louis, 1948.

Thoma KH：Oral Surgery, 2nd ed., The C. V. Mosby Co., St. Louis, 1952.

Archer WH：A manual of oral surgery, 1st ed., W.B.Saunders Co., Philadelphia, 1952.

Winter L, et al.：Textbook of exodontia, The C. V. Mosby Co., St. Louis, 1953.

Clark HB : Practical oral Surgery, 1st ed., Lea & Febiger, Philadelphia, 1955.

Archer WH : A manual of oral surgery, 2nd ed., W.B.Saunders Co., Philadelphia, 1956.

Kruger GO ed. : Textbook of oral surgery. 1st ed., The C. V. Mosby Co., St. Louis, 1959.

Pichler H, et al. : Kiefer und Gesichtischirrgie, I.Band. : Zahnärztliche chirurgie, Verlag von Urban & Schwarzenberg, München/Berlin, 1959.

Archer WH : A manual of oral surgery, 3rd ed., W.B.Saunders Co., Philadelphia, 1961.

Schram WR : A manual of oral surgery techniques, 1st ed., W.B.Saunders Co., Philadelphia, 1962.

Kruger GO ed. : Textbook of oral surgery, 2nd ed., The CV Mosby Co., St. Louis, 1964.

Archer WH : A manual of oral surgery, 4th ed., W.B.Saunders Co., Philadelphia, 1966.

Thoma KH : Oral Surgery, 3rd ed., The C. V. Mosby Co., St. Louis, 1958.

Clark HB : Practical oral surgery, 2nd ed., Lea & Febiger, Philadelphia, 1959.

Thoma KH : Oral Surgery, 4th ed., The C. V. Mosby Co., St. Louis, 1963.

Moore JR : Principles of oral surgery, 1st ed., Pergamon Press, Oxford, 1965.

Killey HC and Kay LW : The impacted wisdom tooth, 1st ed., E. & S. Livingstone, Edinburgh, 1965.

Howe GL : Minor oral surgery, 1st ed., John Wright & Sons Ltd., Bristol, 1966.

Kruger GO ed. : Textbook of oral surgery. 3nd ed., The CV Mosby Co., St. Louis. 1968.

Killey HC, et al. : The impacted wisdom tooth, 1st ed., Churchill Livingstone. Edinburg. 1969.

Kruger GO ed. : Textbook of oral surgery, 4nd ed., The CV Mosby Co., St. Louis, 1974.

Kruger GO ed. : Textbook of oral surgery, 5nd ed., The CV Mosby Co., St. Louis, 1979.

Guralinick WC ed. : Textbook of oral surgery, 1st ed., Little, Brown and Company, Boston, 1968.

Stacy GC : Dental elevators, Principles for safe usage, Sydney University Press, 1968.

Thoma KH : Oral Surgery, 5st ed., The C. V. Mosby Co., St. Louis, 1969.

Costich ER et al. : Fundamentals of oral surgery, 1st ed., W.B.Saunders Co., Philadelphia, 1971.

Nasteff D : Operationslehre der Mund-Kiefer-Gesichts-Chirurgie, Veb Verlag Volk und Gesundheit, Berlin, 1971.

Waite DE : Textbook of oral surgery, 1st ed., Lea & Febiger, Philadelphia, 1972.

Archer WH : A manual of oral surgery, 5th ed., W.B.Saunders Co., Philadelphia, 1975.

Birm H and Winther JE : Manual of minor oral Surgery, A step by step atlas, 1st ed., Munksgard, Copenhagen, 1975.

Hayward JR : Oral surgery, 1st ed., Charles C. Thomas Pub., Springfield, 1976.

Steiner RB, et al. : Oral surgery and anesthesia, 1st ed., W.B.Saunders Co., Philadelphia, 1977.

Waite DE ed. : Textbook of practical oral surgery, 2nd ed., Lea & Febiger, Philadelphia, 1978.

Krüger E ed. : Oral surgery in dental practice, 1st ed., Quintessence Pub., Chicago, 1981.

Kruger GO ed. : Textbook of oral surgery, 6th ed., The CV Mosby Co., St. Louis, 1984.

Teysch P and Wagner W : Operative extraction of wisdom teeth, 1st ed., Wolfe Medical Rublication Ltd., London, 1985.

Laskin DM : Oral and maxillofacial surgery, Vol 2. 1st ed., The C. V. Mosby Co., St. Louis, 1985.

Howe GL：Minor oral surgery, 3rd ed., Wright, Bristol, 1985.

Koerner KR：Clinical procedures for third molar surgery, Pennwell Publishing Co., Oklahoma, 1986.

Koerner KR ed.：Manual of minor oral surgery of the general dentist, Blackwell, Munksgaard, 1986.

Pedersen GW：Oral surgery, 1st ed., W. B. Saunders Co., Philadelphia, 1988.

MacGowan DA：An atlas of minor oral surgery, Principle and practice, 1st ed., Martin Dounitz Ltd., London, 1989.

Peterson LJ ed.：Principles of oral and maxillofacial surgery, Vol 1. 1st ed., JB Lippincott Co., hiladelphia, 1992.

Alling CC Ⅲ, et al.：Impacted teeth, W.B. Saunders Co., Philadelphia, 1993.

Koerner KR, et al.：Colar atlas of minor oral surgery, 1st ed., Mosby-Wolf, London, 1994.

Sailer HF, et al.：Oral surgery for the general dentist, 1st ed., Thieme, Stuttgart, 1999.

Fonseca RJ ed.：Oral and maxillofacial surgery, Vol 1. 1st ed., W.B.Saunders Co., Philadelphia, 2000.

Domitroulis G：Handbook of third molar surgery, 1st ed., Wright, Oxford, 2001.

Wray D, et al.：Textbook of general and oral surgery, 1st ed., Churchill Livingstone, Edinburgh, 2003.

Milora M ed.： Peterson's principles of oral and maxillofacial surgery, Vol 1. 2nd ed., BC Decker Inc., Hamilton, 2004.

Fragiskos FD ed.：Oral surgery, 1st ed., Spinger, Berlin, 2007.

Domitroulis G：Illustrated lecture notes in oral and maxilllofacial surgery, 1st ed., Quintwssence Pub., Harnova Park, 2008.

Hupp JR, et al.：Contemporary oral and maxillofacial surgery, 5th ed., Mosby Elsevier, St. Louis., 2008.

Fonseca RJ, et al. ed：Oral and maxillofacial surgery, 2nd ed., Saunders Elsevier, St.Louis, 2009.

Andersson L, et al. ed.：Oral and maxillofacial surgery, 1st ed., Wiley-Blackwell, Oxford, 2010.

Moore JR, ed.：Principles of oral surgery, 6th ed., Wiley-Blackwell, Chichester, 2011.

Gaum LI：Oral surgery for the general dentist, A step-by-step practical approach manual, 2nd ed., Lexi-Comp, Ohio, 2011.

Bagheri SC et al. ed.：Current therapy in oral and maxillofacial surgery, 1st ed., Elsevier Saunders, 2012.

荒木盛英：歯科学叢書巻二，第1版，瑞穂屋書店，東京，1899.

福島尚純：抜歯創の合理的処置，第1版，載陽書堂，東京，1928.

福島尚純：歯科外科学，第1版，歯科学報社，東京，1913.

福島尚純：口腔外科学第1巻，第1版，歯科学報社，東京，1915.

入戸野賢三，佐藤運雄：口腔外科学，第1版，文光堂書店，東京，1920.

中川大介：抜歯術，第1版，東洋歯科月報社出版，東京，1925.

金森虎男：臨床上必要ナル歯科外科学，第1版，金原書店，東京，1925.

金森虎男：歯科外科学，第1版，歯苑社，東京，1930.

森　忠男：日常直ちに応用し得べき歯科外科手術図説 Ⅲ 手術編，第1版，臨床歯科社，大阪，1935.

遠藤至六郎：口腔外科診療の実際，第1版，歯科学報社，東京，1935.

　　（第2版1936，第3版1937，第4版1937，第5版1940，第6版1941，第7版1942）

135

加藤清治：実験口腔外科学，第1版，吐鳳堂書店，東京，1936.
遠藤至六郎：口腔外科通論及手術学，第1版，歯科学報社，東京，1937.
　　（第2版1937，第3版1937，第4版1938，第5版1939，第6版1940，第7版1940，第8版1941，第9版1942）
加藤清治：実験歯牙抜去術，第1版，吐鳳堂書店，東京，1937.
中川大介：歯科外科手術学，第1版，歯科月報社，東京，1938.
生田信保：抜歯学，第1版，歯苑社，東京，1938.（第2版1943，第3版1952）
加藤清治：臨床口腔外科学，第2版，吐鳳堂書店，東京，1939.
加藤清治：臨床歯牙抜去術，第2版，吐鳳堂書店，東京，1941.
遠藤至六郎：口腔外科通論及手術学．第8版（復刻版か），文光堂，東京，1947.
弓倉繁家：口腔外科（歯科外科），日本医書出版，京都，1948.
金森虎男：口腔外科学，第1版，歯苑社，東京，1949.
河野庸雄：歯科外科各論，第1版，歯苑社，東京，1949.
中川大介：抜歯後の出血と疼痛並びにその処置，第1版，医歯薬出版，東京，1952.
村松隆丸：智歯，第1版，医歯薬出版，東京，1953.
生田信保：抜歯学，第4版，医歯薬出版，東京，1954.
村松隆丸・中村平蔵：智歯の口腔外科，第2版，医歯薬出版，東京，1954.（第3版1958）
平川正輝：抜歯を中心とした口腔手術，第1版，永末書店，京都，1958.
佐藤伊吉：実地口腔外科，上巻，第1版，日本歯科評論社出版部，東京，1957.
佐藤伊吉：実地口腔外科，中巻，第1版，日本歯科評論社出版部，東京，1962.
佐藤伊吉：実地口腔外科，下巻，第1版，日本歯科評論社出版部，東京，1966.
佐藤伊吉：実地口腔外科，上巻，第10版，日本歯科評論社出版部，東京，1980.
　　（1967年に上巻と中巻が合本されている）
佐藤伊吉：実地口腔外科，下巻，第6版，日本歯科評論社出版部，東京，1980.
歯界展望・別冊：抜歯，医歯薬出版，東京，1969.
布施貞夫：歯科用近代小外科の臨床，1969年版，永末書店，京都．
布施貞夫：歯科用近代小外科の臨床，1970年版，永末書店，京都．
布施貞夫：歯科用近代小外科の臨床，1971年版，永末書店，京都．
遠藤至六郎：口腔外科診療の実際，復刻版，医学書房，東京，1970.
中村平蔵 監修：最新口腔外科，第1版，医歯薬出版，東京，1971.（第2版1974）
藤岡幸雄，工藤啓吾：難抜歯，第1版，医歯薬出版，東京，1972.
布施貞夫：歯科用近代小外科の臨床，1971年版，永末書店，京都．
布施貞夫：歯科小外科の臨床，1973年版，永末書店，京都．
宇賀春雄：最新口腔外科小手術図説，第1版，医歯薬出版，東京，1973.
井上 久男 翻訳：遠藤 至六郎 著：現代語訳 口腔外科通論及手術学，医学書房，東京，1977.
布施貞夫：歯科用小外科臨床の独習，第1版，永末書店，京都，1977.
中原　爽 編，長谷川明 著：口腔外科手術の基本，第1版，医歯薬出版，東京，1977.

Kruger E., 清水正嗣：歯科口腔外科手術の臨床，第1版，クインテッセンス出版，東京，1978.
森　昌彦：口腔外科の小手術，第1版，書林，東京，1978.
成田令博 監訳：困難な埋伏歯，第1版，書林，東京，1979.
歯界展望・別冊　抜歯の臨床，医歯薬出版，東京，1979.
中村進治，他：埋伏歯の診断と治療，第1版，書林，東京，1980.
森　昌彦 編：抜歯学，国際医書出版，東京，1981.
布施貞夫：歯科小外科臨床の独習，1981版，永末書店，京都，1981.
長谷川明：カラーアトラス　臨床抜歯学，第1版，学建書院，東京，1982.
川崎　仁，野間弘康：歯科小手術の臨床，第1版，医歯薬出版，東京，1983.
歯科ジャーナル：特集　口腔外科外来における診療と処置，歯科ジャーナル 18（5），国際医書出版，東京，1983.
泉　廣次 編：口腔外科学，第1版，学建書院，東京，1984.
山岡　稔 編：小抜歯学，第1版，書林，東京，1985.
朝波惣一郎 監修：抜歯に強くなる本，第1版，クインテセンス出版，東京，1985年．
高橋庄二郎，園山　昇，河合　幹，高井　宏 編：標準口腔外科学，第1版，医学書院，東京，1985.（第2版1994）
上野　正，伊藤秀夫 監修：最新口腔外科，第3版，医歯薬出版，東京，1986.
道　健一，久野吉雄，野間弘康：カラーアトラス口腔外科の臨床，第1版，医歯薬出版，東京，1986年．
歯科ジャーナル別冊：最新抜歯学，国際医書出版，東京，1988.
朝波惣一郎，笠崎安則：手際のいい智歯の抜歯，第1版，クインテッセンス出版，東京，1988年．
野間弘康，金子　譲：カラーアトラス抜歯の臨床，第1版，医歯薬出版，東京，1991.
森　昌彦 編：これからの抜歯，学建書院，東京，1991.
泉　廣次，金澤正昭，金子賢司，工藤逸郎，工藤啓吾，佐藤　廣 編：口腔外科学，第2版，学建書院，東京，1994.
寳田　博：顎口腔の小外科，第1版，医歯薬出版，東京，1994年．
成田令博，他 編：口腔外科卒後研修マニュアル，第1版，口腔保健協会，1995.
川原田幸三，川原田美千代：カラーアトラス開業医のための歯科小外科，臨床に活きる局所麻酔から小外科手術まで，第1版，ケイケイデンタルサービス，東京，1995.
川原田幸三，川原田美千代：カラーアトラス開業医のための歯科小外科，臨床に活きる歯科小外科のテクニック，第1版，ケイケイデンタルサービス，東京，1996.
歯科医療：特集　歯科治療において神経損傷をおこさないために，歯科医療1996秋号，第一歯科出版，東京，1996.
天笠光雄，大石正道：抜歯「再」入門，第1版，日本歯科評論社，東京，1997.
川本達夫 監修：埋伏歯の臨床，その保存活用と抜歯．1版，医歯薬出版，東京．1998.
杉原一正，伊藤隆利：スタンダード歯科小手術，第1版，デンタルダイヤモンド社，東京，1998.
塩田重利，富田喜内 監修：最新口腔外科，第4版，医歯薬出版，東京，1999.
山根源之，外木守雄：抜歯がうまくなる臨床のポイント110，第1版，医歯薬出版，東京，1999.

小林晋一郎：難易度別初心者のための智歯抜歯，第1版，クインテッセンス出版，東京，1999.
R. Bruce Donoff 編，河合　幹，夏目長門　訳：MGH口腔外科マニュアル，第1版，医学書院，東京，1999.
泉　廣次，金澤正昭，工藤逸郎，工藤啓吾，佐藤　廣，田中　博，中村武夫，名倉英明　編：口腔外科学，第3版，学建書院，東京，2000.
和気裕之，他　編：わたしの難抜歯ストーリー，1版，デンタルダイヤモンド社，東京，2000.
日本歯科評論：特集　智歯を抜くとき，活かすとき，日本歯科評論60（2），ヒョーロン・パブリッシャーズ，東京，2000.
日本歯科評論：特集　抜歯の偶発症への対応，日本歯科評論61（3），ヒョーロン・パブリッシャーズ，東京，2001.
野間弘康，佐々木研一，山崎康夫　編：カラーグラフィックス　下歯槽神経麻痺，第1版，医歯薬出版，東京，2001.
歯科医療：特集　最新・智歯の抜歯—的確な処置法と注意点，歯科医療2001冬号，第一歯科出版，東京，2001.
吉増秀實：デンタルエマージェンシー，実例から学ぶ抜歯のトラブルとその対策，第1版，砂書房，東京，2002.
笠崎安則，木津英樹，朝波惣一郎：智歯の抜歯ナビゲーション，第1版，クインテッセンス，東京，2003.
古森孝英　編著：日常の口腔外科はじめから，第1版，永末書店，京都，2004.
外木守雄：若手歯科医のための臨床の技50 口腔外科，第1版，デンタルダイヤモンド社，東京，2004.
野間弘康，瀬戸皖一　編：標準口腔外科学，第3版，医学書院，東京，2004.
斉藤　力　編：動画とイラストでみる抜歯のテクニック，第1版，医歯薬出版，東京，2005.
角　保徳：一からわかる抜歯の臨床テクニック，第1版，医歯薬出版，東京，2008.
泉　廣次，工藤逸郎　監修：口腔外科学，第4版，学建書院，東京，2008.
杉崎正志：写真でマスターする切開と縫合の基本テクニック，第1版，ヒョーロン・パブリッシャーズ，東京，2009.
山根伸夫，他　編：開業医のための安全・確実な抜歯術，第1版，デンタルダイヤモンド社，東京，2010.
堀之内康文：必ず上達抜歯手技，第1版，クインテッセンス出版，東京，2010.
白川正順　監修：臨床家のための歯科小手術ベーシック，第1版，医歯薬出版，東京，2010.
伊藤隆利　編著：新スタンダード歯科小手術，第1版，デンタルダイヤモンド社，東京，2010.
野間弘康，佐々木研一，山崎康夫　編：カラーグラフィックス　下歯槽神経・舌神経麻痺，第2版，医歯薬出版，東京，2010.
河原田幸三：開業歯科医のための歯科小手術の臨床，決め手は絶対効かせる麻酔から，第1版，第一歯科出版，東京，2011.
福田健一，一戸達也，金子　譲　編：歯科におけるしびれと痛みの臨床，第1版，クインテッセンス出版，東京，2011.
日本歯科評論：特集　その抜歯，大丈夫ですか？，日本歯科評論72（6），ヒョーロン・パブリッシャーズ，東京，2012.
今村栄作，山田浩之：一般臨床医にための歯科小手術スキルアップ，日本歯科評論増刊，2014.

日本口腔外科学会 編：口腔外科ハンドマニュアル'14, クインテッセンス出版, 東京, 2014.
山内健介, 高橋 哲：ソケットプリザベーション, 歯槽堤温存を考慮した抜歯術, 第1版, 第一歯科出版, 東京, 2014.

おわりに

　抜歯と抜歯器具を解説してきた旅もあっという間に終わりになりました．まだまだ，著者の調査不足や知識の不十分な点も多いと思います．また，資料によっては矛盾した記載も多くあります．読者の方でお気づきの点があれば，ご指摘ください．さらに，初心者にもわかりやすい記載になるように，十分に気をつけたつもりですが，理解しにくい点があればご指摘ください．

　本書を機会として，収集してきた抜歯に関する文献を整理しました．版を重ねたものには全ての版がそろっていないものもありますが，内容の確認できるものを記載しました．興味のある方は参考にしてください．しかし，多くの古書はコピーのため，細部が不明で紹介できなかった抜歯鉗子などもあります．これらについては，機会があれば改めて追加したいと思います．

　抜歯に関連した有名な著書のある国内の著名人については，必要と思われる範囲で略歴や業績を記述しました．しかし，一部略歴が十分確認できなかった方もいます．この点も今後は改善してゆきたいと思います．本来はもっと多くの方々にさらには国外の方々にも登場していただきたかったのですが，著者の私見で選んでしまいました．御名前のもれた方々についてやコラムで取り上げきれなかった抜歯に関する蘊蓄は，機会があればご紹介します．

　読者の皆様には本書を通して，抜歯器具のみならず抜歯全体への理解を深め，『痛くない，遅くない（早い），腫れない，怖くない，乱暴でない（ジェントルに），合併症がない（安全に）』の「ないないの法則」での抜歯を理解していただきたいと思います．

　さらには読者の方には著者とともに，抜歯鉗子の「乱暴者との汚名」を濯いでいただきたいと思います．

　最後に，読者の方でご不要の古い抜歯関係の器具や歯科関係古書のある場合には著者までご一報ください．

　本書を校了するまでには多くの方々に資料の提供などで御協力いただき，心より感謝いたします．関係者を代表して，YDM 本多英二氏，土屋秀昭氏，ヒューフレディジャパン 村田絵美氏，石川医科機械 石川良廣氏，オーラス 三浦孝之氏，木村鉗子製作所 木村精一氏に感謝いたします．また，イラストを担当した明海大学歯学部 重松久夫講師にも感謝いたします．最後に，本書の編集の際ご尽力いただきました，一般財団法人 口腔保健協会の担当者に感謝いたします．

坂下　英明
1980年　城西歯科大学（現、明海大学歯学部）卒
1984年　金沢大学大学院医学研究科修了（医学博士）
1985年　金沢大学医学部歯科口腔外科学講座講師
1986年　石川県立中央病院歯科口腔外科医長
1998年　石川県立中央病院診療部部長
1999年　明海大学歯学部口腔外科学第2講座教授
2004年　病態診断治療学講座口腔顎顔面外科学第2分野教授（名称変更）

日本口腔外科学会：専門医・指導医，理事
日本小児口腔外科学会：認定医・指導医，常任理事
日本有病者歯科医療学会：認定医・指導医，常任理事
日本口腔顎顔面外傷学会：理事
日本癌治療認定機構：暫定教育医

主な著書
迷ったときに見る口腔病変の診断ガイド（クインテッセンス出版），標準口腔外科学（医学書院），サクシンクト口腔外科学（学建書院），口腔外科マニュアル（南山堂），口腔外科学（学建書院），口腔外科・歯科麻酔（医歯薬出版），口腔外科治療 失敗回避のためのポイント47（失敗回避シリーズ）（クインテッセンス出版），抜歯テクニック　コンプリートガイド　安全にうまく抜歯するためのさまざまな　アプローチ（クインテッセンス出版）

抜歯器具―その奇妙なものたちの物語―　　　　　　　　　　　OHブックス14

2015年8月31日　第1版・第1刷発行

著者　坂下英明

発行　一般財団法人　口腔保健協会

〒170-0003　東京都豊島区駒込1-43-9
振替 00130-6-9297　Tel. 03-3947-8301㈹
Fax. 03-3947-8073
http://www.kokuhoken.or.jp/

乱丁，落丁の際はお取り替えいたします．　　　　　印刷・製本／歩プロセス

ⓒHideaki Sakashita 2015. Printed in Japan〔検印廃止〕
ISBN978-4-89605-313-5　C3047

本書の内容を無断で複写・複製・転載すると、著作権・出版権の侵害となることがありますので御注意下さい．
JCOPY <（一社）出版者著作権管理機構　委託出版物>
本書の無断複写は著作権法上での例外を除き禁じられています．複写される場合は，そのつど事前に，（一社）出版者著作権管理機構（電話03-3513-6969，FAX 03-3513-6979，e-mail：info@jcopy.or.jp）の許諾を得て下さい．